作者简介

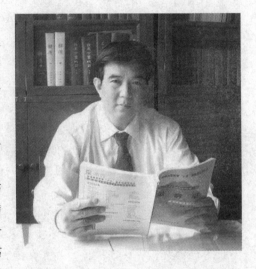

郭选贤，男，1956 年 11 月生，河南洛阳人。河南中医药大学资深教授，首届博士研究生导师，热病研究所所长，温病教研室主任，温病学学术带头人。

中华中医药学会感染病分会副主任委员，中华中医药学会河南省郑州市热病委员会名誉主任委员。

河南省卫生厅"河南省中医药科技交流中心"中医经典《温病学》主讲老师，郑州市热病会诊专家，商丘医学高等专科学校附属柘城县人民医院中医顾问。

1974 年高中毕业下乡，当过民办教师。后进入洛阳卫校（现河南科技大学医学院）学习。1978 年考入河南中医学院（现河南中医药大学）中医系，毕业后以优异的学习成绩留校任教。先后任助教、讲师、副教授，2001年晋升教授，2002 年后先后任硕士研究生导师和博士研究生导师。

一直兢兢业业地工作在中医教学、科研与临床的第一线。教学成绩一贯优秀。授课时旁征博引，深入浅出，重点明确，条理清晰，深得学生好评。多次获河南中医药大学"三育人先进工作者""文明教师"及河南省教育厅"学术技术带头人"等多项荣誉。积极从事教学研究，曾先后获得多项校、厅级教学奖励。主持的"《温病学》教学改革的研究与实践"项目获得河南省高等教育省级优秀教学成果奖二等奖。

长期从事中医临床工作。擅长感染性疾病（如肺炎、肝炎等），糖尿病并发症、长期发热、泄泻等疑难杂症的中医药治疗。

出版专著 33 部。独著、主编的著作主要有《中医临证要诀》，《中医病证方诀要》，《中医内科诀要》（获河南省教委科学研究和科技推广著作奖），《温病学》，《温病学表解》，《吴鞠通研究集成》，《温热病指南集校注》等。

出版教材 11 部。作为主要编写者参与编著普通高等教育"十五"国家级规划教材《温病学》，普通高等教育"十一五"国家级规划教材《温病学》（被评为"新世纪全国高等中医药优秀教材"，作者本人被评为"河南中医学院教材建设先进个人"），全国普通高等教育中医药类精编教材《温病学》，全国高等中医药院校研究生规划教材《温病的理论与实践》等。作为副主编编著全国"十二五"国家级规划教材《温病学》，全国协编教材《中医临床基础》和《中医辨证学》。作为副主编编著的全国中医研究生用"十三五"规划教材《温病学理论与临床》和中医本科用"十三五"规划教材《温病学》即将出版。

在期刊上公开发表论文近 180 余篇。发表于国家级中文核心期刊的有《导痰汤治疗高脂血症的实验研究》《关于艾毒若干理论问题探讨》（本人负责、撰写的下篇内容，被教育部作为"全国中医经典理论等级考试"考试大纲制定的唯一参考和考试的依据。）《温病气分证辨证规律初探》等 60 余篇。其中关于温病卫气营血辨证规律的探讨是对叶天士卫气营血理论的继承和发展。

已获得的省级以上的主要科研成果有：国家专利 2 项，其中 1 项在"全国著名重点高校暨河南省高校科技成果博览会"上荣获金奖。获河南省科学技术进步奖二等奖 3 项，三等奖 2 项，部级科技成果奖 2 项，省级自然科学奖 2 项。其余尚有厅级科技进步一等奖等科研奖项 9 项。其名字被《国家级科技成果研制功臣名录》《中国当代发明家大辞典》等书所收录。

作为学术骨干的在研及结题的科研项目有来源于国家重点基础研究发展计划（"973"计划）、科技部"十五"科技攻关项目等国家级课题 5 项。

中医临证要诀

（第2版）

郭选贤　著

河南科学技术出版社

·郑州·

图书在版编目（CIP）数据

中医临证要诀/郭选贤著 . —2 版 . —郑州：河南科学技术出版社，2017. 1
（2024. 8 重印）
ISBN 978-7-5349-8023-7

Ⅰ.①中…　Ⅱ.①郭…　Ⅲ.①中医学-临床医学-基本知识　Ⅳ.①R24

中国版本图书馆 CIP 数据核字（2015）第 269431 号

出版发行：河南科学技术出版社
　　　　　地址：郑州市郑东新区祥盛街 27 号　　　邮编：450016
　　　　　电话：(0371) 65788627
　　　　　网址：www. hnstp. cn
策划编辑：马艳茹
责任编辑：李明辉
责任校对：崔春娟　王晓红
封面设计：张　伟
版式设计：栾亚平
责任印制：朱　飞
印　　刷：永清县晔盛亚胶印有限公司
经　　销：北京集文天下文化发展有限公司
幅面尺寸：170 mm×240 mm　　印张：13　　字数：240 千字
版　　次：2017 年 1 月第 2 版　　2024 年 8 月第 4 次印刷
定　　价：68. 00 元

経云知要一言終
个裹玄機貴在通
持简驭繁皆易
金丹九轉妙無窮

為郭選賢教授中醫臨証要訣
出版題句 二千二十年 張磊

(张磊，国家级名老中医，河南省卫生厅原副厅长)

精研中医要诀扬验方病证师
沧桑流传百代扶初学触类旁
通硕果芳

录田坤一为郭选贤中医临证要诀一书题

庚寅年夏月聂中东书

田坤一（河南省老年诗词协会副会长）
聂中东（中国当代著名书法家，河南书画专业委员会总会长）

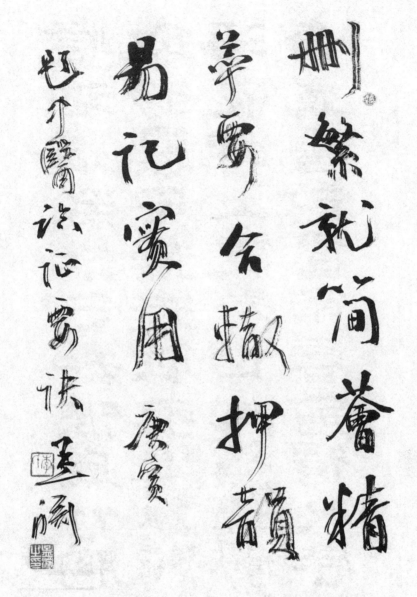

删繁就简葺楷
草要合辙押韵
易记实用
个图诀征实诀

李孟渊（中国当代著名书法家，洛阳书画艺术研究院名誉院长）

临证临敌知己知彼成竹胸中
取物囊中操持胜券
添花锦上健寿世人
备炭雪前蓄雨春前得心手上

题中医临证要诀联

庚寅年高伯正撰书

高伯正（中国当代楹联艺术家、诗词艺术家）

序

　　《中医临证要诀》是以歌诀形式表达临床常见病的中医辨证施治精华的一部佳著。该书简明扼要，易记易诵，颇切临床实用，尤其适合于学医者及应试者。

　　该书的亮点是"病证歌诀"，它是该书的主要部分。其核心内容是"要"，"要"高度概括了临床常见病证的概念、主症、病因病机、辨治大纲、分证选方之要点，是临床诊治疾病的精华所在，也是考试的重点。如该书首篇"感冒"云："感冒四时因伤风，冒寒感热暑湿乘，嚏咳头痛身不适，普通时行有轻重，荆防银翘香薷饮，解表达邪随证更，气虚参苏阳再造，葳蕤葱白阴血拯。"短短56字，即囊括了上述主要内容。若有不解之处，参考其后注释，便可幽微悉明。"要"的遴取，乃作者遍参古今多部著作，尤其是详阅三十年来全国统编中医内科教材，荟精萃要，返博为约，并斟酌自己临床所得而定。

　　该书的主要形式是"诀"，包括病证歌诀和方剂歌诀。"诀"以反映"要"的内容，"要"以"诀"的形式表达。前者概括临床诊治病证之要，后者反映方剂组成功效之要。歌诀的主要特点是易记易诵，便于长久记忆应用。该书病证歌诀采用七言歌诀形式，共67首，首首合辙押韵，朗朗上口；每首多为八句，句句语言简练、准确生动。这67首病证歌诀是该书的精华部分，既简且明，使人乐于习诵。"诀"之撰就，是著者深厚文字功底的体现，也反映了其扎实的中医基本功。

　　病证歌诀之后的"词解""释义"，乃为读者进一步理解明晓歌诀深意而设，篇幅虽不鸿，内容实不少，更无繁杂重复之感。诀后"方歌"，计有280首，其有遴选自全国方剂教材或古书中之上佳者，目的是便于彼此交流，复习吟读；而作者自编者，实乃填补有方无歌之空白或需要新创者，其编创原则以体现君臣佐使、全方功效为要。查阅全国内、妇、儿科等临床教材，均无方歌，此书增入，乃方便读者之举。该书附录中"临床常用中药参考"录入了常用中药的功效和用量。至此该书病证、病机、方剂、药物俱全，正所谓理、法、方、药一线贯穿，可收执一书而括数书之效。

临证诊治疾病之规律，必先明晰为何病何证，而后随证立法，依法遣方，最后以方定药。此思路之严谨，顺序之先后，临证应予遵循。本书作者正是以此为目的，殚精竭虑，荟精萃要，结出了丰硕的果实。

中医古今医籍，浩如烟海，其中歌诀医著亦不乏见。其佳作传世者，如陈修园《医学实在易》《医学三字经》等，均为普及、弘扬中医做出了巨大贡献。然亦有不少此类著作存有不尽如人意之处，或简而不明，重点不彰；或过于细微，碎而冗长。本书博观约取，简明兼备，书似手册，精要悉陈。读者如能置之案头，随手翻阅，吟唱诵读，临证时自可心中了了，触类旁通，运用自如。

本书著者之宗亲中多从事两种职业，或为医，或为师，耳濡目染，其少年时即会背诵包括陈氏书在内的一些中医歌诀。后在数所院校学习及长期的教、医、研工作中，曾效仿陈氏，三次将中医内科教材编诀习诵，时在学生及业内人士中已有流传。1993 年，作者将原诀付梓，名曰《中医内科诀要》，吾为之序。此书应需而生，出版后颇受欢迎，一时洛阳纸贵，不日售罄。曾有一英语教授退休后欲学医而三次登门求书，又有多例将其书复印后售出而获利者。由于该书的影响及应用，此书或以此书为主要内容的成果先后获奖，1996 年获河南省教委科学研究和科技推广著作奖，2001 年获河南省高等教育省级教学成果奖。

去岁初冬，出版社考虑到 1993 年版《中医内科诀要》一书之影响，社会之亟需，欲将原书再版，作者欣然应允。然近年来病种有变，热病增多，为更切合中医临床，反映近年研究进展情况，故增加"疹证"等十余病证，内容已不仅限于内科。作者将全书进行分类，共为九章，其他内容亦有增删，更名为《中医临证要诀》。其语言更加精练，内容更加充实丰富。愿本书能为发展中医学术，振兴中医事业做出贡献，故乐为之再序。

李振华

庚寅年仲秋

（李振华：国家首届国医大师，终身教授，河南中医药大学原院长）

自　序

　　余宗亲中为医者素多，耳濡目染，幼年即略知医之一二。中有名震乡里者，余曾询其学医之道，乃出其珍藏医书一册，曰熟读背诵可也。此书名《医学实在易》，乃中医歌诀名著，为清代医家陈修园所著，该书以诗概要，易记精效，"浅""易"二字乃是其亮点所在。问世以来，读其书而业医者不计其数。余曾同家族亲朋中之年龄相近者，诵读陈氏之书。其中多有熟背者，至今不忘，操之屡效，颇受其益。乃确信歌诀医著，简明扼要，易诵易记，犹若门径指南，其用大焉！

　　及至余弱冠之年步入医校，始知浅易之作弥足珍贵。中医典籍汗牛充栋，全读殊不可能，岐黄之术博大精深，融通亦非易事。时虽披星戴月，刻苦攻读，亦觉医道深奥，难以入门，故曾叹曰："真知入门难，愁煞槛外人，敬问王清任，何时入医林？"此间再读陈氏之书，金石之言朗朗上口，深奥之理明白晓畅，"浅""易"之感又油然而生，未尝不慨然连连，叹其才秀！遂学步陈公，苦读教材，荟精萃要，试将所学内科编歌习诵，本欲自资应试，不意学友同窗已有传抄诵读者。此乃拙作之雏形也，扪心自醒，功夫不小，理有欠清，扼有非要，简有不明，方悟陈氏之书浅之非浅，易之非易，乃是其融汇百家，博采众长，"集先秦以至元明诸大家之说"，"而又以时俗浅近之语出之"的结果，而己之学浅之人尚需深造耳！

　　后余供职高校任教，发现歌诀著作已寥若晨星，可与陈氏媲美之病证歌诀更未觅见。教学之需，时不我待，遂研内科，二修其歌，用于教学，众生赞誉。癸酉（1993年）秋月，余于"全国中医内科骨干教师进修班"研修，曾交流教学经验，涉及歌诀应用，师长同窗劝余修订付梓。余思陈氏之后，学术有进，今古有异，故仿陈书而著新作，实为亟需，且反映古今医术之全，学术之概，莫过于高校教材。乃夜以继日，博观厚积，再研教材，约取薄发，三修其歌。是书既成，回首自评，其文乏采，不若陈公字词华美，其理欠圆，难似教材幽微悉明，始知浅易之作固亦非才疏之人所易为也。然较前所著，已有所进，且

001

敝帚千金，难以割舍，又加众友首肯，师长鼓励，故不揣谫陋，冒昧付梓，僭名曰《中医内科诀要》，至斯稿三易而书成，历岁近二十载矣。

去岁金秋，原出版社欲再版余书，邀余修订。窃思原书出版，虽未有大用，然亦获有政府奖励、后学赞赏、市场认可。既然竹头木屑，曾利病家，何不再接再厉，弘扬国医，以慰平生？故欣然命笔，再度勉图蚊负。

此本著作，拟名为《中医临证要诀》。其旨在更加切合临床，彰显浅易，以期服务于业医、学医及应试者。全书之核心内容是"要"，主要形式是"诀"。"诀"以反映"要"的内容，"要"以"诀"的形式表达。

切合临床者，纳入门诊常见多发之病证，遍研全国历年之教材，顾及以往临证之己验。增加"疹证""癌病"等十余病证，计凡六十有七。将全书按外感、脏系、气血津液、肢体经络、其他病证进行分类，共为九章。全书之病证均以歌诀形式表达，此即为病证歌诀，每病证多为八句，五十六字。此乃本书之主要部分。其"要"在于力求概括各个病证之概念、主症、病因病机、辨治大纲、分证选方之要点，此"要"反映了临床诊治疾病之客观规律，即先据症辨证，而后随证立法，遣方定药。此思路之先后顺序，颇切临床实际。"要"的遴取，曾反复斟酌，防止要者非要。此"要"乃诊治疾病之要，亦为学医及应试之要。病证歌诀之后的"词解""释义"，乃为读者理解明晓歌诀意义而设，诀有不明者，前后对照，即可焕然冰释。

彰显浅易者，全书仍仿陈公而采用七言歌诀，以期简要明畅，易记易用。除病证歌诀外，其后均附有方剂歌诀，其方为该病证所对应，意欲证方同诵，便于临床应用。方歌计二百八十首，其多为自编，乃填补有方无歌之空白或需新创者。其原则除囊括方剂组成外，尽量以君臣佐使为序，反映方效。选自全国教材或古书中者，目的是便于彼此交流。歌诀着力于体现要点，精练语言，准确有序，理义浅显，遵陈公"人人可以共晓"之精神，谨防简而不明。倘能熟背歌诀，举一反三，诚可脱口而出，运用自如，对医疗及复习应试均大有裨益。本书附录中"临床常用中药参考"录入了常用中药之功效和用量，以便临床查询。至此该书病证方药精华俱存，似可收执一书而括数书之效，以为医者畏难而不能深入堂室者，敞开方便浅易之门。

幸蒙国家首届国医大师，河南中医药大学原院长李公振华教授赐序；国家级名老中医，河南省卫生厅原副厅长，河南省中医学会原会长张磊教授题诗。在此谨致谢悃！又蒙本人硕士研究生闫俊峰、张华锴同学帮助整理，在此一并致谢！

郭选贤
庚寅（2010 年）冬月于河南中医学院

目录

第一章　外感病证

第一节　感　冒

【要诀】

> 感冒四时因伤风，冒寒感热暑湿乘，
> 嚏咳头痛身不适，普通时行有轻重，
> 荆防银翘香薷饮，解表达邪随症更，
> 气虚参苏阳再造，葳蕤葱白阴血拯。

【词解】

四时：此指一年四季。

解表达邪：即解表祛邪。

葳蕤葱白：加减葳蕤汤和葱白七味饮。

【释义】

感冒是感受风邪所致的常见外感疾病，四季均可发生，尤以春、冬季为多见。

感冒常因六淫邪气乘袭人体所致，而其主要病因为风邪，故又称为伤风、冒风。但风邪往往与其他当令时气相合为患，如冬季多为风寒，称为冒寒，春季多为风热，夏季多夹暑湿，秋季多兼燥气。感冒亦常由时行病毒侵袭人体，在一个时期内广泛流行，长幼之病多类似者，称为时行感冒。上述两大类病因所导致之感冒即现代医学所谓的上呼吸道感冒和流行性感冒。

感冒临床上常以打喷嚏、鼻塞、流涕、咳嗽、头痛、恶寒、发热、全身不适、脉浮为其特征，症状、病情有轻重之分，普通者多轻；重者多为感受非时之邪，称为重伤风，若诊断为时行感冒则需依据其传染流行的特点。

本病邪在肺卫，辨证总体上属于表实证。表证宜解表，实证宜祛邪，故

001

感冒应采取解表达邪的治疗原则。但必须依据病邪的性质，区别风寒、风热和暑湿兼夹之证。风寒治宜辛温，风热治宜辛凉，暑湿杂感者又当清暑祛湿。虚体感冒则应扶正与解表并施。

分述如下：

1. 风寒

症状：恶寒重，发热轻，无汗头痛，肢节酸痛，鼻塞声重，流清涕，咳嗽，吐稀薄白痰，口不渴，舌苔薄而润，脉浮或浮紧。

治法：辛温解表。

选方：荆防败毒散[169]加减。

注：[ ] 内序号为附录一方剂组成索引的序号。下同。

2. 风热

症状：身热较著，微恶风，汗泄不畅，咳嗽，头胀痛，或咽喉乳蛾红肿疼痛，鼻塞流黄浊涕，口渴，舌苔薄白微黄，舌边、尖红，脉浮数。

治法：辛凉解表。

选方：银翘散[232]加减。

3. 暑湿

症状：身热，微恶风，汗少，肢体酸重疼痛，头昏重胀，咳嗽，心烦，口渴，呕恶，小便短赤，舌苔薄黄而腻，脉濡数。

治法：清暑祛湿解表。

选方：新加香薷饮[266]加减。

4. 虚体感冒

症状：气虚感冒者，症见恶寒，发热，身体酸楚倦怠，平素神疲体弱，气短四肢乏力，咳嗽，咳痰，舌淡、苔白，脉浮无力；阳虚感冒者，症见恶寒较甚，身热较轻，头痛，面白，语声低微，平素四肢不温，舌淡、苔白，脉沉无力；阴虚感冒者，症见身热，微恶风寒，无汗或少汗，手足心热，头昏心烦，口干，干咳痰少，舌红、少苔，脉细数；血虚感冒者，症见头痛身热，微寒无汗，面色不华，唇甲色淡，心悸头晕，舌淡、苔白，脉细，或浮而无力。

治法：气虚者益气解表；阳虚者温阳解表；阴虚者滋阴解表；血虚者养血解表。

选方：气虚者参苏饮[161]加减；阳虚者参附再造丸[164]加减；阴虚者加减葳蕤汤[103]加减；血虚者葱白七味饮[255]加减。

【方歌】

1. 荆防败毒散

荆防败毒羌独柴，枳桔前苓芎草协，
薄荷少许姜三片，益气解表散湿邪。

2. 银翘散

银翘散主上焦疴，竹叶荆牛豉薄荷，
甘桔芦根凉解法，辛凉平剂用时多。

3. 新加香薷饮

新加香薷朴银翘，扁豆鲜花一齐熬，
暑湿口渴汗不出，清热化湿又解表。

4. 参苏饮

益气解表参苏饮，二陈汤入木枳斟，
前胡桔梗姜枣配，尚须加入干葛根。

5. 参附再造丸

参附再造助阳气，附子桂枝合参芪，
羌防细辛调甘草，助阳解表此方宜。

6. 加减葳蕤汤

加减葳蕤用白薇，葱白豆豉大枣随，
甘草桔梗与薄荷，滋阴发汗此能为。

7. 葱白七味饮

葱白七味外台方，豆豉葛根与生姜，
麦冬生地千扬水，血虚外感最相当。

第二节　外感发热

【要诀】

外感发热杂而繁，大要唯分温与寒，
温病卫气营血分，伤寒虚实太阳揽，
银虎清营犀地汤，藿朴连朴湿热感，
青龙桂麻证有异，大小柴胡少阳辨。

【词解】

揽：包揽。伤寒表虚表实证皆属太阳病范围。

银虎：此指银翘散和白虎汤。

青龙：此指大青龙和小青龙汤。

桂麻：此指桂枝汤和麻黄汤。

【释义】

外感发热是指以发热为主症，因感受六淫或疫毒之邪而引起的一类病证。

外感发热的病因为六淫之邪和具有传染性的疫毒之气。外邪入侵人体，正气与之相搏，正邪交争，或热毒充斥，"阳盛则热"。

外感发热的主症是发热，其特点是热度较高，多为中等发热或高热，常伴有恶寒、口干渴等。其发病急，病程短，与内伤发热不同。外感发热的常见热型有发热恶寒、寒热往来、壮热、潮热、灼热、不规则热等。

外感发热范围很广，然其大要可分为温病和伤寒两大类，其主要内容来自《温病学》和《伤寒论》这两部中医经典。考虑到症状的偏重程度及本书前后内容的编排和避免重复的要求，本节只涉及与外感发热关系最为密切的部分内容。

温病是以发热为主症，具有传染、流行等特点的一类外感疾病。其主要辨证方法是卫气营血辨证和三焦辨证。银翘散、白虎汤、清营汤、犀角地黄汤证是卫气营血的代表证型。而三焦辨证仅选择了藿朴夏苓汤和王氏连朴饮证。

伤寒有广狭二义，本节所涉及的是人体感受风寒之邪所导致的病证，即狭义伤寒。伤寒的辨证方法是六经辨证，即太阳、阳明、少阳、太阴、少阴、厥阴辨证。本节仅选取太阳病中的表虚桂枝汤证，表实麻黄汤证及其兼证大青龙、小青龙汤证，少阳病中的小柴胡、大柴胡汤证。

外感发热的治疗以祛邪清热为主，邪之不同，祛邪之法亦有不同。

分述如下：

1. 卫分证

症状：发热，微恶风寒，无汗或少汗，头痛，咳嗽，口微渴，苔薄白，舌边、尖红，脉浮数。

治法：泄卫透表，疏风散热。

选方：银翘散[232]加减。

2. 气分证

症状：壮热恶热，面赤，汗大出，心烦，渴喜凉饮，舌质红、苔黄燥，脉洪数或滑数等。

治法：辛寒清气，透解邪热。

选方：白虎汤[90]加减。

3. 营分证

症状：身热夜甚，心烦躁扰，时有谵语，口干反不甚渴饮，舌质红绛、无苔，脉细数。

治法：清营养阴，透热转气。

选方：清营汤[243]加减。

4. 血分证

症状：身体灼热，躁扰不安，甚或昏狂谵妄，斑疹密布，色呈紫黑，或吐衄便血，舌质深绛或紫绛，脉细数等。

治法：凉血散血，清热养阴。

选方：犀角地黄汤[262]加减。

5. 湿热在卫证

症状：身热不扬，午后较显，恶寒，无汗或少汗，头重如裹，四肢酸重，胸闷脘痞，口不渴，苔白腻，脉濡缓等。

治法：芳香透泄，宣肺化湿。

代表方：藿朴夏苓汤[276]加减。

6. 湿热困中证

症状：发热汗出不解，口渴不欲多饮，脘痞呕恶，心中烦闷，或目、身发黄，便溏色黄，小便短赤，苔黄滑腻，脉濡滑数。

治法：辛开苦降，燥湿泄热。

选方：王氏连朴饮[34]加减。

7. 太阳表虚证

症状：发热，恶风寒，汗出，头项强痛，鼻鸣干呕，舌质淡、苔薄白，脉浮缓。

治法：祛风解肌，调和营卫。

选方：桂枝汤[198]加减。

8. 太阳表实证

症状：发热，恶风寒，无汗，头项强痛，身疼腰痛，骨节疼痛，喘，舌质淡、苔薄白，脉浮紧。

治法：发散风寒，宣肺平喘。

选方：麻黄汤[233]加减。

9. 表寒里热证

症状：发热恶寒，身疼痛，不汗出而烦躁，脉浮紧，或身不疼但重，乍有轻时，无少阴证者，舌尖红、苔薄黄，脉浮缓或浮紧。

治法：外散表寒，内清里热。

选方：大青龙汤[19]加减。

10. 表寒内饮证

症状：恶寒，发热，无汗，身痛，干呕，咳嗽喘息，痰多质稀，或渴或不渴，或利，或噎，或小便不利，少腹满，苔薄白或水滑，脉浮或弦紧。

治法：外散表寒，内散水饮。

选方：小青龙汤[25]加减。

11. 少阳主证

症状：往来寒热，胸胁苦满，不欲饮食，心烦喜呕，口苦，咽干，目眩，舌苔薄白，脉弦。

治法：和解少阳，调达枢机。

选方：小柴胡汤[28]加减。

12. 少阳兼里实证

症状：往来寒热，胸胁满痛，呕吐不止，郁郁微烦，心下急或痞硬，大便秘，小便黄，舌红、苔黄，脉弦数。

治法：和解少阳，通下里实。

选方：大柴胡汤[23]加减。

【方歌】

1. 银翘散

见"感冒"。

2. 白虎汤

白虎汤清气分热，石膏知母草米协，

热蒸汗出兼烦渴，气耗津伤入参尝。

3. 清营汤

清营汤是鞠通方，热入心包营分伤，

犀角黄连地玄麦，银翘竹丹佐之良。

4. 犀角地黄汤

犀角地黄芍药丹，血升胃热火邪干，

斑黄阳毒皆可治，热入营血服之安。

5. 藿朴夏苓汤

藿朴夏苓源医原，杏仁蔻仁薏仁添，

猪苓泽泻淡豆豉，湿温初起此方专。

6. 王氏连朴饮

王氏连朴孟英方，黄连厚朴半夏菖，

香豉焦栀芦根佐，湿热并重此方商。

7. 桂枝汤

桂枝伤寒第一方，寒邪伤卫细推详，

汗出恶风脉浮缓，桂枝芍药草枣姜。

8. 麻黄汤

麻黄汤中配桂枝，杏仁炙草四般施，

恶寒发热头项痛，伤寒无汗服之宜。

9. 大青龙汤

大青龙是双解方，麻黄汤加膏枣姜，

风寒重感兼烦躁，散寒清热此方良。

10. 小青龙汤

小青龙汤治喘嗽，姜桂麻黄细辛凑，

半夏五味芍药甘，心胸水气自然透。

11. 小柴胡汤

小柴胡汤清少阳，半夏人参甘草藏，

更加黄芩生姜枣，少阳为病此方彰。

12. 大柴胡汤

大柴胡汤用大黄，枳实芩夏白芍将，

煎加姜枣表兼里，妙法内攻并外攘。

第三节　疹　证

【要诀】

一、疹证总括

疹证色红形体小，触目碍手发肌表，

太阴风热总宜透，清养主次分期疗。

二、常见疹证

（一）麻疹

麻疹疹小密如麻，黏膜斑点近白牙，

目赤羞明泪水流，初热宣毒发表佳，

出疹清解透表施，疹退沙麦养阴法，

闭肺攻喉心肝陷，危证救急中西拿。

（二）烂喉痧

烂喉痧色如朱砂，急热喉烂肤起痧，

环口苍白杨梅舌，掌印线疹脱皮渣，

初期肺卫栀豉透，气营凉营主清法，

善后养营重在滋，玉钥珠黄吹喉佳。

【词解】

黏膜斑点近白牙：麻疹起病 2～3 天在颊黏膜接近臼齿处可见微小灰白色斑点，周围红晕，高出黏膜表面，现代医学称之为科氏斑（又称麻疹黏膜斑）。

沙麦：沙参麦冬汤。

痧色如朱砂：烂喉痧又名丹痧，其痧色红若中药朱砂。西医本病名猩红热，喻疹色像猩猩皮毛、血液那样颜色的发热性疾病，多有不妥。

环口苍白：烂喉痧患者的颜面部潮红，唯口唇周围苍白呈圈状，现代医学称之为环口苍白圈。

杨梅舌：烂喉痧患者出疹 3～4 天后，可见舌苔剥脱，舌面光滑呈牛肉色，舌乳头突起（芒刺），状若杨梅，故祖国医学称之为杨梅舌。

掌印：烂喉痧患者的皮肤充血潮红，若以手掌按压其上，松开时即现皮色苍白之掌印。

线疹：烂喉痧患者的皮肤皱褶处如肘窝、腋窝、腹股沟等处的皮疹密集，且可伴有皮下出血，形成紫红色线条状折痕，故现代医学称之为线状疹，又名帕氏线。

【释义】

疹证是以肌表发出细小的红色皮疹为主症的病证。其皮疹小而碎，形如粟米，突出于皮面，既有触目之形，又有碍手之质。疹退后常有皮屑脱落。

疹证的形成多因为感受风热，邪伏于肺，内窜营分，达于肌肤血络而成。正如医家陆子贤云"疹为太阴风热"，章虚谷云"疹从血络而出属肺"。

疹证的病程大多可分三期。初期多有表证，卫营同病，疹少稀疏；中期热势炽盛，气营同病，疹多连片；后期诸症减轻，肺胃阴伤，多有脱屑。

疹证治疗以透疹为总的治疗原则。古人认为，疹以透为顺，疹顺利透发于肌表，正如叶天士云："是邪气外露之象"。透之用药以辛散疏发、具有透疹作用的药物为主，换言之，必用具有宣肺透邪作用的药物。然疹期不同，用药有异。

疹初期之治以透为主，透中兼清；中期以清为主，清中有透；后期以养阴为主，养中兼透。

疹证种类虽多，然其病因病机、临床病程的分期、治疗原则多有雷同之处，故本章仅介绍常见的麻疹、烂喉痧的证治，其余各疹均可参考施治。麻疹是感受麻毒时邪所引起的急性外感疾病，以发热咳嗽，鼻塞流涕，流眼泪，全身发出如芝麻粒般红色小疹及早期出现麻疹黏膜斑为特征。烂喉痧是感受温热时毒所引起的急性外感热病，其临床特征为急性发热，咽喉肿痛糜烂，肌肤丹痧密布，舌红绛起刺状若杨梅，后期皮肤脱皮等。上述疹证均多发于冬、春两季。

分述如下：

（一）麻疹

1. 初期（初热期）

症状：从开始发热到出疹，3 天左右。可见起病较急，发热，微恶寒，打喷嚏，咳嗽，流涕，目赤羞明，流眼泪，小便短赤，大便稀溏。起病 2~3 天在颊黏膜处见微小灰白色斑点，周围红晕，高出黏膜表面，即科氏斑（又称麻疹黏膜斑）。舌边、尖红，苔薄白或微黄，脉浮数。

治法：辛凉透疹，宣肺疏卫。

选方：宣毒发表汤[191]加减。

2. 中期（出疹期）

症状：皮疹从见点到出齐，3 天左右。疹先见于耳后、发际，渐及头面、胸腹、四肢，最后手足心与鼻准部见疹，即为出齐。疹点由稀到密，触之可及，疹色先红后暗。可见热盛，咳剧，烦躁，口渴，溲赤，便稀，舌红、苔黄，脉洪数等。

治法：清热解毒，凉营透疹。

选方：清解透表汤[248]加减。

3. 末期（疹退期）

症状：从疹点出齐到退没，3 天左右。可见热渐退，咳减轻，食纳好转，精神渐佳。疹点依次渐回，疹退处皮肤呈糠麸样脱屑，有色素沉着。舌红、苔薄，脉细。

治法：养阴生津，兼透余邪。

选方：沙参麦冬汤[135]加减。

注：麻疹若出现麻毒闭肺、热毒攻喉、邪陷心肝等并发症时，是病情较重之逆证，可参考本书喘证、外感发热、痉证、痰饮等有关章节，必要时中西医结合救治，此不赘述。

（二）烂喉痧

1. 邪袭肺卫（初期）

症状：从始热到出疹，1天左右。骤然发热，恶寒，咽喉红肿疼痛，或有糜烂，颈胸腋下先见丹痧隐隐，皮肤潮红充血，舌边、尖红，苔薄白或微黄，脉浮数。

治法：透疹泄卫，清热利咽。

选方：清咽栀豉汤[246]加减。

2. 毒燔气营（中期）

症状：从见疹后到出齐，3~4天。壮热不解，面赤，口渴，烦躁。丹痧密布全身肌肤，红晕如斑，赤紫成片，压之褪色，环口苍白。见疹后的1~2天舌红起刺，苔黄燥，3~4天苔剥脱，舌绛起刺，状若杨梅，脉数。

治法：清气凉营，透疹解毒。

选方：凉营清气汤[209]加减。

3. 余毒伤阴（末期）

症状：疹点出齐后1~2天，身热渐退，唯午后仍低热，咽喉糜烂渐减，但仍疼痛，食纳好转，或伴干咳，口干唇燥，皮肤干燥脱皮，舌红少津，苔光红，少苔，脉细微数。

治法：养阴生津，兼透余邪。

选方：清咽养营汤[247]加减。

烂喉痧初、中期，应配合外治法，可分别采用玉钥匙[60]、珠黄散[194]，以清热利咽，定痛消肿。

【方歌】

1. 宣毒发表汤	2. 清解透表汤
宣毒发表升麻尝，葛根芫荽荆芥防， 牛蒡前胡枳桔草，竹通薄荷连翘凉。	清解透表西河柳，蝉蜕葛根升麻留， 桑叶菊花牛蒡草，银花连翘紫草求。

3. 沙参麦冬汤	4. 清咽栀豉汤
沙参麦冬扁豆桑，玉竹花粉甘草襄， 秋燥耗津伤肺胃，咽涸干咳最堪尝。	清咽栀豉用豆豉，薄荷牛子蝉桔栀， 银花连翘犀马蚕，甘草芦根竹灯治。

5. 凉营清气汤

凉营犀地汤加金，膏栀翘竹清气分，
薄荷透热连解毒，茅芦玄斛草滋阴。

6. 清咽养营汤

清咽养营法滋阴，洋参生地与花粉，
天麦二冬白芍配，玄参知母草茯神。

7. 玉钥匙

三因极一玉钥匙，焰硝硼砂及脑子，
僵蚕四味共为末，竹管吹喉红肿治。

8. 珠黄散

珠黄散治咽红肿，珍珠西黄二药同，
太平惠民和剂出，研末极细度无声。

第四节　痢　疾

【要诀】

痢下赤白并腹痛，里急后重夏秋生，
湿热疫毒内伤食，疫毒清凉白头翁，
湿热芍药多初痢，寒湿胃苓定权衡，
阴虚驻车寒真人，连理休息痢收功。

【词解】

定权衡：权衡，称物轻重的器具，这里比喻可以加减进退。即在胃苓汤的基础上进行加减。

寒真人：虚寒痢用真人养脏汤治疗。

【释义】

痢疾是以腹痛、里急后重、下痢赤白脓血为主症的具有传染性的病证，多发于夏秋季节。

本病多由外感湿热、疫毒之气，内伤饮食生冷损伤脾胃与肠腑而形成，其发病多与季节有关。其病因虽有外感与饮食之分，但二者常互相影响，往往内外交感而发病。

本病的病理机制是湿热、疫毒、寒湿之邪壅塞肠中，气血与之搏结，使肠道传导失司，气血凝滞，腐肉败肠，化为脓血而痢下赤白。气机阻滞，腑气不通，所以腹痛里急后重。

本病病位在肠，辨证宜分清寒热虚实。一般来说，暴痢多实，久痢多虚。实证有湿热和寒湿之异，以前者为多。疫毒痢来势急，病情重，宜早图治。虚证有阴虚和虚寒之别，如痢疾迁延，正虚邪恋或治疗不当，收涩太早，关门留寇，则成久痢或时愈时发的休息痢。痢久不愈，或反复发作，损伤脾胃而影响及肾，导致脾肾亏虚，形成虚寒痢。

关于本病的治疗，正如《景岳全书·痢疾》中说："凡治痢疾，最当察虚实、辨寒热，此泻痢中最大关系。"刘河间指出："调气则后重自除，行血则便脓自愈。"

具体治法：热痢清之，寒痢温之；初痢实则通之，久痢虚则补之。寒热交错者，清温并用；虚实夹杂者，通涩兼施。赤多重用血药，白多重用气药。初痢多见实证，久痢多见虚证。如反复发作之休息痢，则多见本虚标实证。至于辨治，则应始终明确掌握祛邪与扶正的辨证关系，照顾胃气为本。

分述如下：

1. 湿热痢

症状：腹痛，里急后重，下痢赤白脓血，肛门灼热，小便短赤，苔腻微黄，脉滑数。

治法：清热解毒，调气行血。

选方：芍药汤[109]加减。

2. 疫毒痢

症状：发病急骤，痢下鲜紫脓血，腹痛剧烈，里急后重较湿热痢为甚，或壮热口渴，头痛烦躁，甚则神昏痉厥，舌质红绛，苔黄燥，脉滑数。

治法：清热凉血解毒。

选方：白头翁汤[91]。

3. 寒湿痢

症状：痢下赤白黏冻，白多赤少，或纯为白冻，伴有腹痛，里急后重，饮食乏味，胃脘饱闷，头身困重，舌质淡，苔白腻，脉濡缓。

治法：温化寒湿。

选方：胃苓汤[177]加减。

4. 阴虚痢

症状：痢下赤白脓血，或下鲜血黏稠，脐腹灼痛，虚坐努责，心烦口干，舌质红绛，少苔或舌光红乏津，脉细数。

治法：养阴清肠。

选方：驻车丸[166]加减。

5. 虚寒痢

症状：下痢稀薄，带有白冻，甚则滑脱不禁，或腹部隐痛，食少神疲，四肢不温，腰酸怕冷，舌淡、苔薄白，脉沉细而弱。

治法：温补脾肾，收涩固脱。

选方：真人养脏汤[197]或桃花汤[201]加减（二方均有收涩、固脱的作用，有时二方亦合用）。

6. 休息痢

症状：下痢时发时止，日久难愈，饮食减少，倦怠怯冷，嗜卧，临厕腹痛里急，大便夹有黏液或见赤色，舌质淡、苔腻，脉濡或虚数。

治法：温中清肠，佐以调气化滞。

选方：连理汤[129]加减。

【方歌】

1. 芍药汤

初痢多宗芍药汤，随症加减记要详，
芩连槟木归甘桂，若因后重加大黄，
重在调气兼行血，里急便脓自然康。

2. 白头翁汤

白头翁汤连柏秦，热痢下重缘厥阴，
清热解毒并凉血，赤多白少用此准。

3. 胃苓汤

平胃散用朴陈皮，苍术甘草四味齐，
五苓散方蓄水治，白术桂泽猪茯聚，
平胃五苓合方用，姜枣煎服胃苓需。

4. 驻车丸

千金传下驻车丸，两半归连重一般，
三两阿胶姜一两，阴虚久痢得灵丹。

5. 真人养脏汤

真人养脏木香诃，当归肉蔻与粟壳，
术芍参桂甘草共，脱肛久痢服之瘥。

6. 桃花汤

桃花汤用赤石脂，粳米干姜共煎汁，
专涩虚寒滑脱痢，湿热滞下甚勿施。

7. 连理汤

张氏医通连理汤，人参白术草干姜，
黄连茯苓六药供，温中清肠效非常。

第五节　疟　疾

【要诀】

寒热循环有定时，疟成权在少阳司，
虽名正温寒瘴劳，终归疟邪兼痰食，
柴胡白虎加桂枝，柴桂截疟七宝适，
清瘴正气何人饮，鳖甲煎丸疟母施。

【词解】

寒热循环有定时：疟疾症见寒战、壮热、汗出休作有时。以寒热循环，周期性发作为其特征。

柴胡：柴胡截疟饮。

正气：正气散，又名加味不换金正气散（验方）。

【释义】

疟疾是因感受疟邪而引起的，以寒战、壮热、汗出、休作有时为临床特征的一种疾病。

引起疟疾的主要病因是疟邪。疟疾的病位总属少阳，故历来有"疟不离少阳"之说。疟邪侵入人体后，伏藏于少阳半表半里，舍于营卫。与正气相争，虚实更作，阴阳相移。疟邪与营卫相争，入与阴争，阴盛阳虚，以致恶寒战栗；出于阳争，阳盛阴虚，则壮热汗出。疟邪与营卫相离，则发作停止。当疟邪再次与营卫相搏时，又再一次引起发作。引起疟疾的诱发因素有风寒、暑湿等，尤其是饮食所伤。痰湿内阻等也是引起疟疾的致病原因，故前人有"无痰不作疟""无食不成疟"的说法。

疟疾的发作以间日一发为多见，也有少数一日一发或间二日而发者。

疟疾的分类：通常情况下形成的疟疾称为正疟，此疟最为多见；热偏盛者即为温疟；寒偏盛者即是寒疟；由瘴毒所致者，则成瘴疟（瘴毒亦属疟邪，多见于岭南），临床症状严重；疟邪久留，耗伤气血，遇劳即发，则形成劳疟；疟久不愈，血瘀痰凝，结于胁下，则形成疟母。疟疾的辨证应据四诊所获之资料，首先确定正、温、寒、瘴、劳疟的不同，再进行辨证施治。

祛邪截疟是治疗疟疾的基本原则，但应根据具体症候的不同，结合其他治法灵活运用。疟疾的服药时间，以症状发作前的 2 小时为宜。

分述如下：

1. 正疟

症状：寒战壮热，休作有时，先有呵欠乏力，继则寒栗鼓颔，寒罢则内外皆热，头痛面赤，口渴引饮，终则遍身汗出，热退身凉，舌红、苔薄白或黄腻，脉弦。每日或间一两日发作一次。

治法：祛邪截疟，和解表里。

选方：柴胡截疟饮[204]加减。

2. 温疟

症状：热多寒少，汗出不畅，头痛，骨节酸疼，口渴引饮，便秘尿赤，舌红、苔黄，脉弦数。

治法：清热解表，和解祛邪。

选方：白虎加桂枝汤[92]加减。

3. 寒疟

症状：寒多热少，口不渴，胸胁痞满，神疲体倦，苔白腻，脉弦。

治法：和解表里，温阳达邪。

选方：柴胡桂枝干姜汤[206]合截疟七宝饮[267]加减。

4. 瘴疟

症状：热瘴症见热甚寒微，或壮热不寒，头痛，肢体烦疼，面红目赤，胸闷呕吐，烦渴引冷，大便秘结，小便热赤，甚至神昏谵语，舌质红绛，苔黄腻或垢黑，脉洪数或弦数；冷瘴症见寒甚热微，或但寒不热，或呕吐腹泻，甚则神昏不语，苔白厚腻，脉弦。

治法：热瘴应解毒除瘴，清热保津；冷瘴应解毒除瘴，芳化湿浊。

选方：热瘴用清瘴汤[244]；冷瘴用加味不换金正气散[105]加减。

5. 劳疟

症状：疟疾迁延日久不愈，每遇劳累易发，寒热时作，倦怠乏力，短气懒言，食少，面色萎黄，形体消瘦，舌质淡，脉细无力。

治法：益气养血，扶正祛邪。

选方：何人饮[131]加减。

此外，久疟不愈，气机郁滞，血行不畅，瘀血痰浊，结于左胁之下，形成痞块，即《金匮要略》所称之疟母。治宜软坚散结，祛瘀化痰，用鳖甲煎丸[279]。

【方歌】

1. 柴胡截疟饮

柴胡截疟小柴胡，和解表里导邪出，
常槟桃仁乌梅入，祛邪截疟此方处。

2. 白虎加桂枝汤

白虎汤清气分热，石膏知母粳草协，
身热欲呕骨节痛，加入桂枝疏经脉。

3. 柴胡桂枝干姜汤

柴胡桂枝干姜汤，柴桂姜芩甘草襄，
牡蛎瓜蒌根合剂，和解达邪温阳尝。

4. 截疟七宝饮

截疟七宝常山果，槟榔朴草青陈伙，
水酒合煎露一宿，阳经实疟服之妥。

5. 清瘴汤

验方清瘴主热瘴，芩连知母益元襄，
青蒿柴胡常山苓，陈皮半夏枳竹尝。

6. 加味不换金正气散

加味不换金正气，苍术厚朴草陈皮，
藿佩荷叶菖半夏，草果槟榔瘴邪驱。

7. 何人饮

何人饮是景岳方，参首当归陈生姜，
体虚久疟无休止，扶正祛邪服可康。

8. 鳖甲煎丸

鳖甲煎丸疟母方，䗪虫鼠妇及蜣螂，
蜂房石韦人参射，桂朴紫葳丹芍姜，
瞿麦柴芩胶半夏，桃仁葶苈和硝黄，
疟缠日久胁下硬，癥消积化保安康。

第六节 霍 乱

【要诀】

> 吐泻交作霍乱名，挥霍缭乱势堪惊，
> 时邪秽浊食弗洁，三类寒热干霍生，
> 寒霍重证急回阳，藿香纯阳适证轻，
> 蚕矢燃照主热霍，绞肠为干玉枢平。

【词解】

势堪惊：病势严重，堪为惊险。

绞肠为干：干霍乱俗称"绞肠痧"。

【释义】

霍乱是以起病急骤，猝然发作，上吐下泻，腹痛或不痛为特征的疾病。因其病变起于顷刻之间，挥霍缭乱，故名霍乱。

本病多发于夏秋季节。患者大多由感受暑湿、寒湿等时邪、秽浊之气及饮食不洁所致。但各种因素往往相互为因，由于饮食失调，运化失司，最易使外界秽浊之气得以乘虚而入，外界时邪困脾，则中气不健，也易导致饮食内伤。由于脾胃受伤，升降失司，清浊相干，气机逆乱，所以吐泻交作。因其吐泻较重，津液过量丧失，故在较短时间内，即可出现面容憔悴、目眶下陷、筋脉挛急、手足逆冷等。

霍乱分为寒霍乱、热霍乱和干霍乱三类。若中阳素亏，脾不健运，或重感寒湿，或贪凉饮冷，则病从寒化而成为寒霍乱；若患者素体阳盛，或湿热内蕴，或长途烈日冒暑远行，复感时令热邪，以及过食辛辣醇酒厚味等食物，湿热自内而生，则病从热化而成为热霍乱。干霍乱症见欲吐不得吐，腹中绞痛，故俗称"绞肠痧"，乃是由于饮食先伤脾，重感秽浊之气，邪阻中焦，升降之气窒塞，上下不通所致，乃霍乱中之严重症候。

霍乱应与一般的呕吐、泄泻鉴别。呕吐是以呕逆吐物为主；泄泻是以大便溏泻为主；而霍乱则是以呕吐、泄泻交作，起病急骤，挥霍缭乱为主的。三者不难区分。

分述如下：

1. 寒霍乱

症状：轻证症见猝然上吐下泻，初起所下带有稀粪，继则下利清稀，或如米泔水，不甚臭秽，胸膈痞闷，四肢清冷，舌苔白腻，脉象濡弱。重证症见吐泻不止，吐泻物如米泔汁，面色苍白，眼眶凹陷，指螺皱瘪，手足厥冷，头面出汗，筋脉挛急，舌质淡，苔白，脉沉微细。

治法：轻证散寒燥湿，芳香化浊；重证温补脾肾，回阳救逆。

选方：轻证用藿香正气散[277]合纯阳正气丸[148]；重证用附子理中汤[146]。

2. 热霍乱

症状：吐泻骤作，呕吐如喷，泻下如米泔汁，臭秽难闻，头痛，发热，口渴，脘闷心烦，小便短赤，腹中绞痛，甚则转筋拘挛，舌苔黄腻，脉象濡数。

治法：清热化湿，辟秽泻浊。

选方：燃照汤[274]或蚕矢汤[195]。

3. 干霍乱

症状：猝然腹中绞痛，欲吐不得吐，欲泻不得泻，烦躁闷乱，甚则面色青惨，四肢厥冷，头汗出，脉沉伏。

治法：辟秽解浊，利气宣壅。

选方：玉枢丹[59]。

【方歌】

1. 藿香正气散

藿香正气芷陈姜，甘桔苓苏术朴襄。
夏曲腹皮加大枣，风寒湿浊此方良。

2. 纯阳正气丸

成药纯阳正气丸，桂椒陈夏红灵丹，
霍丁木苓茅白术，燥湿化浊温中寒。

3. 附子理中丸（汤）

理中丸主温中阳，人参甘草术干姜。
呕哕腹痛阴寒盛，再加附子更扶阳。

4. 燃照汤

燃照汤用芩滑石，半夏厚朴栀豆豉，
白蔻佩兰共配入，清热辟秽泻浊湿。

5. 蚕矢汤

蚕矢汤用苡木瓜，芩连栀通吴茱夏，
加入豆卷清湿热，霍乱转筋甚相恰。

6. 玉枢丹

玉枢丹有麝朱雄，五倍续随子入中，
大戟慈姑共为末，霍乱痧胀米汤冲。

第二章　肺系病证

第一节　咳　嗽

【要诀】

咳为肺病气逆上，外感内伤两大纲，

风寒三拗止嗽用，热菊燥杏俱有桑，

二陈三子法中土，内伤痰热清金方，

肝火泻白黛蛤合，肺亏沙参麦冬尝。

【词解】

咳为肺病："五气所病……肺为咳"（《素问·宣明五气》）。"咳证虽多，无非肺病"（《景岳全书·咳嗽》）。

气逆上：咳嗽的病机是肺系受病，肺气上逆。

法中土：以治中焦脾土为法。

【释义】

咳嗽是肺系疾病主要症状之一，有声无痰者为咳，有痰无声者为嗽。一般多痰声并见，难以截然分开，故常以咳嗽并称。

咳嗽的病因有外感、内伤两大类。外感咳嗽为六淫外邪侵袭肺系而生，而内伤咳嗽则为脏腑功能失调、内邪干肺所致。然无论何类咳嗽，均属肺系受病，肺气上行所致，正如《景岳全书·咳嗽》云："咳嗽之要，止唯二证，何为二证？一曰外感，一曰内伤而尽之矣。"

外感咳嗽多是新病，起病急，病程短，常伴肺卫表证，属于邪实，治宜祛邪利肺。内伤咳嗽多为久病，常反复发作，病程较长，可伴见他脏形证，多属邪实正虚，治当祛邪止咳，扶正补虚，标本兼顾，审清虚实主次而恰当处理。

分述如下：

（一）外感咳嗽

1. 风寒袭肺

症状：咳嗽声重，气急咽痒，痰稀色白，常伴鼻塞流涕、头痛、恶寒发热、无汗等表证，舌苔薄白，脉浮或浮紧。

治法：疏风散寒，宣肺止咳。

选方：三拗汤[15]或止嗽散[44]加减。

二方均能宣肺止咳化痰，前方适于初起风寒闭肺，后方适用于外感咳嗽迁延不愈、表邪未净或愈而复发，以及喉痒而咳痰不畅者。

2. 风热犯肺

症状：咳嗽频剧，咽喉干痛，或咳声音哑，痰黏或稠黄，咳时汗出，口渴，头痛，恶风，身热，舌苔薄黄，脉浮数或浮滑。

治法：疏风清热，宣肺化痰。

选方：桑菊饮[221]加减。

3. 风燥伤肺

症状：干咳，连声作呛，喉痒，咽喉干痛，唇鼻干燥，无痰或痰黏难咳，口干，或伴鼻塞、头痛、微寒、身热，苔薄白或薄黄，舌干红少津，脉浮数或小数。

治法：疏风清肺，润燥止咳。

选方：桑杏汤[220]加减。

（二）内伤咳嗽

1. 痰湿蕴肺

症状：咳嗽痰多，咳声重浊，反复发作，因痰而咳，痰出咳平，痰黏腻或稠厚成块，早晨或食后则咳甚痰多，胸闷脘痞，呕恶，体倦，舌苔白腻，脉濡滑。

治法：健脾燥湿，化痰止咳。

选方：二陈汤[3]合三子养亲汤[17]加减。

前方适用于咳而痰多稠厚、胸闷脘痞、苔腻者；后方适用于痰浊壅肺、咳逆痰涌、胸满气急、苔浊腻者。

2. 痰热郁肺

症状：咳嗽气息粗促，痰质黏厚或稠黄，咯吐不爽，或有腥臭味，或吐血痰，胸胁胀满，咳时引痛，面赤，或有身热，口干欲饮，舌苔薄黄腻，质红，脉滑数。

治法：清热化痰，肃肺止咳。

选方：清金化痰汤[245]加减。

3. 肝火犯肺

症状：上气咳逆阵作，咳时面赤，咽干，痰量少质黏，胸胁胀痛，咳时引痛，口干苦，症状随情绪波动增减。舌苔薄黄，少津，脉弦数。

治法：清肺泻肝，顺气降火。

选方：加减泻白散[102]合黛蛤散[275]。

4. 肺阴亏耗

症状：干咳，咳声短粗，痰少黏白，声音嘶哑，口干咽燥，或午后潮热颧红，手足心热，夜寐盗汗，日渐消瘦，神疲，舌质红、少苔，脉细数。

治法：滋阴润肺、止咳化痰。

选方：沙参麦冬汤[135]加减。

【方歌】

1. 三拗汤

三拗汤用麻杏草，宣肺平喘效殊高，
气急咳重痰色白，和剂局方源流早。

2. 止嗽散

止嗽紫菀与白前，百部荆芥陈皮填，
甘桔为散姜汤下，风邪犯肺服之安。

3. 桑菊饮

桑菊饮中薄桔翘，杏仁甘草芦根调，
但咳微热又微渴，辛凉轻剂用时多。

4. 桑杏汤

桑杏汤中浙贝宜，沙参栀豉与梨皮，
干咳鼻涸还身热，清宣凉润温燥医。

5. 二陈汤

二陈汤用半夏陈，茯苓甘草一并存，
燥湿化痰湿痰治，变化能消诸般饮。

6. 三子养亲汤

三子养亲祛痰方，芥苏莱菔共煎汤，
大便素实加熟蜜，冬寒更可加生姜。

7. 清金化痰汤

清金化痰栀子芩，知母贝母瓜蒌仁，
桔梗桑白麦橘配，茯苓甘草共合斟。

8. 加减泻白散

泻白桑白地骨皮，甘草粳米四般宜，
参茯青陈五味入，加减泻白方名立。

9. 黛蛤散

黛蛤青黛蛤壳配，清肝化痰功效倍，
咳逆痰黏胸胁胀，验方屡经临床推。

10. 沙参麦冬汤

见"疹证"。

第二节　哮　病

【要诀】

哮分寒热痰鸣喘，宿根新邪肺不宣，

> 邪实正虚辨标本，寒哮射干麻黄专，
> 定喘汤方主热哮，缓解固本最相关，
> 肺脾肾虚有主次，玉屏六君肾气丸。

【词解】

宿根：宿痰内伏于肺，为哮病发作的病理基础，故称宿根。

新邪：外感、饮食、情志、劳倦等因素，为哮病发作的诱因，故称新邪。

【释义】

哮病是一种发作性的痰鸣气喘疾患。发作时喉中哮鸣有声，呼吸气促困难，甚则喘息不能平卧。

哮病的发生，为宿痰内伏于肺，复加外感、饮食、情志、劳倦等诱因而致。哮病发作，即是新邪引动宿痰所致。痰的产生责之于肺不布津，脾失运化，肾不蒸腾，以致津液聚凝成痰，伏藏于肺，成为宿根。后如遇气候突变等多种因素，均可诱发，尤以气候的异常变化为主。

哮病发作期的基本病理变化为"伏痰"遇感引触，痰随气升，气因痰阻，相互搏结，壅塞气道，肺管狭窄，通畅不利，肺气宣降失常。《证治汇补·哮病》记载："哮即痰喘之久而常发者，因内有壅塞之气，外有非时之感，膈有胶固之痰，三者相合，闭拒气道，搏击有声，发为哮病。"若病因于寒，素体阳虚，痰从寒化，属寒痰为患，发为冷哮。病因于热，素体阳盛，痰从热化，属痰热为患，则表现为热哮。若长期反复发作，寒、热均可从实转虚，在平时表现为肺、脾、肾之虚弱之候，哮症亦难全部消失，一旦大发作，易持续不解。

哮病辨证总属邪实正虚，发作时以邪实为主，未发时以正虚为主。邪实当分寒、热痰的不同，正虚应区别肺、脾、肾之主次。治疗以"发时治标，平时治本"为原则。发时攻邪治标，祛痰利气，寒痰宜温化宣肺，热痰当清化肃肺。反复日久，正虚邪实者又当兼顾，不可单纯拘泥于攻邪。平时应扶正治本，阳虚者应予温补，阴虚者则予滋养，分别采取补肺、健脾、益肾等法。

分述如下：

（一）发作期

1. 寒哮

症状：呼吸急促，喉中哮鸣有声，胸膈满闷，痰少难咳，面色晦滞，口不渴，或渴喜热饮，天冷或受寒易发，形寒怕冷，舌苔白滑，脉弦紧或浮紧。

治法：温肺散寒，化痰平喘。

选方：射干麻黄汤[208]加减。

2. 热哮

症状：气粗息涌，喉中痰鸣如吼，胸高胁胀，痰色黄或白黏稠厚，排吐不利，烦闷不安，汗出，面赤，口苦，不恶寒，舌质红、苔黄腻，脉滑数或弦滑。

治法：清热宣肺，化痰定喘。

选方：定喘汤[158]加减。

（二）缓解期

1. 肺虚

症状：自汗畏风，易感冒，每因气候变化而发，发前打喷嚏，鼻塞流清涕，气短声低，常有轻度哮鸣，痰清稀色白，面白无华，舌质淡、苔薄白，脉弱或虚大。

治法：补肺固卫。

选方：玉屏风散[61]加减。

2. 脾虚

症状：平素食少脘痞，大便不实，或食油腻易于腹泻，往往因饮食失当而诱发，倦怠，气短不足以息，语言无力，舌质淡，苔薄腻或白滑，脉细软。

治法：健脾化痰。

选方：六君子汤[56]加减。

3. 肾虚

症状：平素气短息促，动则为甚，吸气不利，心悸，头晕耳鸣，腰酸腿软，劳累后喘哮易发。或畏寒肢冷，自汗，面白，舌质胖嫩，苔淡白，脉沉细；或颧红，烦热，汗出黏手，舌质红，少苔，脉细数。

治法：补肾摄纳。

选方：金匮肾气丸[154]或七味都气丸[10]加减。

【方歌】

1. 射干麻黄汤

射干麻黄细辛用，半夏生姜五味同，
紫菀冬花与大枣，专治喉中水鸡声。

2. 定喘汤

定喘白果与麻黄，黄芩桑白苏子襄，
杏仁款冬半夏草，内热外寒喘哮尝。

3. 玉屏风散

玉屏风散术芪防，脾虚卫弱汗多尝，
芪能固卫防疏表，药虽相畏效益彰。

4. 六君子汤

四君子汤中和义，参术茯苓甘草比，
益加陈夏名六君，健脾化痰又理气。

5. 金匮肾气丸

肾气丸主肾气虚，地黄山药及山萸，
苓泽丹皮合桂附，少火生气在温煦。

6. 七味都气丸

六味地黄益肾肝，山药丹泽萸苓掺，
六味再加五味子，丸名都气虚喘安。

第三节 喘 证

【要诀】

喘分虚实肺肾关，张口抬肩鼻翼扇，
风寒痰郁里热型，麻黄桑白麻石甘，
痰浊二陈三子合，肝气乘肺五磨专，
生脉补肺肺金虚，肾虚肾气参蛤散。

【词解】

肺肾关：肺为气之主，司呼吸，肾为气之根，与肺同司气体之出纳。故喘证发病与肺肾二脏关系最为密切。

麻黄：麻黄汤。

【释义】

喘证是以呼吸困难，甚至张口抬肩，鼻翼扇动，不能平卧为特征。严重者可致喘脱，可见于多种慢性疾病过程中。

喘证成因不外外感与内伤两种，六淫乘袭为外感，饮食、情志、劳欲、久病所致者为内伤。病理性质有虚实两方面，有邪者为实，因邪壅于肺，宣降失司；无邪者属虚，因肺不主气，肾失摄纳。

喘证以虚实作为辨治纲领，正如《景岳全书·喘促》云："实喘者有邪，邪气实也，虚喘者无邪，元气虚也。"实喘者呼吸深长有余，呼出为快，气粗声高，伴有痰鸣咳嗽，脉数有力。虚喘者呼吸短促难续，深吸为快，气怯声低，少有痰鸣咳嗽，脉微弱或浮大中空。

实喘，其治主要在肺，治予祛邪利气，区别寒、热、痰的不同，采取温宣、清肃、化痰等法。虚喘，治在肺肾，而尤以肾为主，治予培补摄纳，针对脏腑病机，采用补肺、纳肾、益气、养阴等法。

分述如下：

(一) 实喘

1. 风寒袭肺

症状：喘咳气急，胸部胀闷，痰多稀薄色白，兼有头痛，恶寒，或伴有发热，口不渴，无汗，苔薄白而滑，脉浮紧。

治法：宣肺散寒。

选方：麻黄汤[233]加减。

2. 痰热遏肺

症状：喘咳气涌，胸部胀痛，痰多黏稠色黄或夹血色，伴有胸中烦热，身热，有汗，喜喝冷饮，面红，咽干，尿赤，或便秘，苔黄或腻，脉滑数。

治法：清泻痰热。

选方：桑白皮汤[222]加减。

3. 表寒里热

症状：喘逆上气，胸部胀痛，息粗，咳而不爽，痰吐稠黏，伴有形寒，身热，烦闷，身痛，有汗或无汗，口渴，苔薄白或黄、质红，脉浮滑数。

治法：宣肺泻热。

选方：麻杏石甘汤[235]加减。

4. 痰浊阻肺

症状：喘而胸满闷窒，甚至胸盈仰息，咳嗽痰多黏腻色白，咯吐不利，兼有呕恶、纳呆、口黏不渴，苔白厚腻，脉滑。

治法：化痰降气。

选方：二陈汤[3]合三子养亲汤[17]加减。

5. 肝气乘肺

症状：每遇情志刺激而诱发，发时突然呼吸短促，但喉中痰声不著，气憋，胸闷胸痛，咽中如窒，心悸，苔薄，脉弦。

治法：开郁，降气，平喘。

选方：五磨饮子[39]加减。

（二）虚喘

1. 肺虚

症状：喘促短气，气怯声低，喉有鼾声，咳声低弱，痰吐稀薄，自汗畏风，或咳呛痰少质黏，烦热口干，咽喉不利，舌质淡红或舌红苔剥，脉软弱或细数。

治法：补肺益气养阴。

选方：生脉散[85]合补肺汤[141]加减。

2. 肾虚

症状：喘促日久，动则喘甚，呼多吸少，气不得续，形瘦神惫，跗肿，汗出肢冷，面青唇紫，舌苔淡白或黑润，脉微细或沉弱。或喘咳，面红烦躁，口咽干燥，足冷，汗出如油，舌红少津，脉细数。

治法：补肾纳气。

选方：金匮肾气丸^[154]合参蛤散^[163]加减。

【方歌】

1. 麻黄汤
见"外感发热"。

2. 桑白皮汤
桑白皮汤半夏苏，杏仁贝母芩连栀，
清泻痰热病根除，痰热郁肺喘可治。

3. 麻杏石甘汤
麻杏石甘汤清凉，主治喘热肺气张，
须知阳盛方禁桂，若是无汗量要商。

4. 二陈汤
见"咳嗽"。

5. 三子养亲汤
见"咳嗽"。

6. 五磨饮子
四磨饮治七情侵，人参乌药沉香槟，
去参加入木香枳，五磨理气力非轻。

7. 生脉散
生脉人参麦味珍，益气生津敛汗阴，
汗多气短脉微细，暑伤久咳均可寻。

8. 补肺汤
补肺参芪与熟地，五味紫菀桑白皮，
补肺益气且养阴，肺虚喘证病可愈。

9. 金匮肾气丸
见"哮病"。

10. 参蛤散
参蛤散仅二味药，人参蛤蚧配正好，
纳气归肾显精神，肾虚喘证功效昭。

第四节　肺　痈

【要诀】

　　肺叶生疮成脓疡，风热痰火瘀毒伤，
　　咯吐腥臭脓血痰，邪盛正实辨证纲，
　　初期清解银翘良，成痈如金苇茎汤，
　　溃脓加味桔梗施，恢复沙参桔梗匡。

【词解】

如金：如金解毒散。
沙参：沙参清肺汤。
桔梗：桔梗杏仁煎。

【释义】

肺痈是肺叶生疮，形成脓疡的一种病证，属于内痈之一。《金匮要略心典·肺痿肺痈咳嗽上气病脉证治》解释说:"痈者壅也,如土之壅而不通,为热聚而肺壅也。"临床以咳嗽、胸痛、发热、咯吐腥臭浊痰,甚则脓血相兼为主要特征。

本病主要是风热火毒,或痰热素盛,以致热伤肺气,蒸液成痰,壅滞于肺,热壅血瘀,蕴毒化脓,肉腐血败而成痈。故以清热解毒、化瘀排脓为主要治疗原则。

在发病机制方面,病变部位在肺,病理性质为邪盛的实热症候。因邪热郁肺,蒸津成痰,邪阻肺络,血滞为瘀,终致痰热与瘀血互结,蕴酿成痈,血败肉腐,肺络损伤,脓疡溃破。其成痈化脓的病理基础主要在于热壅血瘀。

肺痈的诊断古有验痰法。《医学入门·痈疽总论》云:"咳唾脓血腥臭,置之水中即沉。"明王绍隆云:"凡人觉胸中隐隐痛,咳嗽有臭痰,吐在水中,沉者是痈脓,浮者是痰。"试验口味也可有助于诊断,《张氏医通·肺痈》说:"肺痈初起,疑似未真,以生大豆绞浆饮之,不觉腥味,便是真候。"

本病辨证总属邪盛正实的实热症候,发病急,病程短。临床上按病程的先后,分为初期、成痈期、溃脓期、恢复期四个阶段。初期治以清肺散邪;成痈期当清热解毒,化瘀消痈;溃脓期应排脓解毒;恢复期阴伤气耗者养阴益气,如久病邪恋正虚者当扶正祛邪。

分述如下:

1. 初期

症状:恶寒发热,咳嗽,咯白色黏沫痰,痰量由少渐多,胸痛,咳时尤甚,呼吸不利,口干鼻燥,苔薄黄或薄白,脉浮数而滑。

治法:清肺解表。

选方:银翘散[232]加减。

2. 成痈期

症状:身热转甚,时时阵寒,继则壮热,汗出烦躁,咳嗽气急,胸满作痛,转侧不利,咳吐浊痰呈黄绿色,自觉喉间有腥味,口干咽燥,苔黄腻,脉滑数。

治法:清肺化痰消痈。

选方:千金苇茎汤[31]或如金解毒散[124]加减。

前方重在化痰泻热,通瘀散结消痈;后者以降火解毒,清肺消痈为长。

3. 溃脓期

症状:咳吐大量脓血痰,或如米粥,腥臭异常,有时咯血,胸中烦满而痛，甚则气喘不能卧，身热，面赤，烦渴喜饮，苔黄腻，质红，脉滑数或数实。

治法：排脓解毒。

选方：加味桔梗汤[100]加减。

4. 恢复期

症状：身热渐退，咳嗽减轻，咯吐脓血渐少，痰液转为清稀，精神渐振，食纳好转，或见胸胁隐痛，难以久卧，气短，自汗，盗汗，低热，午后潮热，心烦，口燥咽干，面色不华，形体消瘦，精神萎靡，舌质红或淡红、苔薄，脉细或细数无力。或见咳嗽，咯吐脓血痰日久不净，或痰液一度变稀而复转臭浊，病情时轻时重，迁延不愈。

治法：养阴补肺。

选方：沙参清肺汤[136]或桔梗杏仁煎[200]加减。

前者功能益气养阴，后者养肺滋阴，兼清脓毒。

【方歌】

1. 银翘散
见"感冒"。

2. 千金苇茎汤
苇茎汤方千金存，桃仁薏仁冬瓜仁，
瘀热熏肺成痈毒，清热逐瘀且排脓。

3. 如金解毒散
如金解毒景岳创，黄芩黄连黄柏藏，
山栀桔梗甘草和，解毒清肺消痈方。

4. 加味桔梗汤
加味桔梗重桔梗，苡仁贝母及橘红，
银花甘草葶苈子，清肺化痰排脓壅。

5. 沙参清肺汤
沙参清肺用沙参，白及黄芪太子参，
合欢甘草冬瓜仁，化痰养阴桔苡仁。

6. 桔梗杏仁煎
桔梗杏仁用甘草，银花连翘夏枯草，
红藤枳壳与贝母，百合麦冬和阿胶。

第五节 肺 痨

【要诀】

肺痨传染慢虚疾，正气不足瘵虫罹，
咳嗽咯血体羸弱，潮热盗汗特征俱，
月华丸治肺阴虚，百合秦艽火旺虚，
保真汤主气阴耗，阴阳补天大造需。

【词解】

瘵虫：又名痨虫、肺虫，为肺痨之病因。

百合：百合固金丸。

秦艽：秦艽鳖甲散。

亟：急，迫切。亟待解决。

【释义】

肺痨是具有传染性的慢性虚弱疾患，临床以咳嗽、咯血、潮热、盗汗及身体逐渐消瘦等为特征，由于劳损在肺，故称肺痨。

肺痨的致病因素主要为正气虚弱，气血不足，感染"瘵虫"。其病变主要在肺，可累及脾肾，甚至传遍五脏。其病理性质主要是阴虚，并可导致气阴两虚，甚则阴损及阳。初起多表现为肺阴亏损，继则肺肾同病，阴虚火旺，或因肺脾同病而致气阴两伤；后期肺脾肾三脏俱亏，阴损及阳，阴阳俱虚。

补虚培元和治痨杀虫是肺痨的治疗原则，尤需重视补虚培元，增强正气。调补重点在肺，同时补益脾肾。治疗应根据"主乎阴虚"的病理特点，以滋阴为主，火旺兼以降火，如合并气虚、阳虚者，当同时兼顾。杀虫主要是针对病因治疗，正如《医学正传·劳极》所提出"一则杀其虫，以绝其根，一则补其虚，以复其真元"。

本病除应积极耐心治疗外，还要戒酒色，慎起居，忌辛辣，禁恼怒，息妄想，加强补养，适当锻炼。

分述如下：

1. 肺阴亏损

症状：干咳，咳声短促，咳少量黏痰，痰中有时带血，如丝如点，色鲜红，午后手足心热，盗汗，口干咽燥，胸部隐隐闷痛，苔薄，舌边尖红，脉细或细数。

治法：滋阴润肺。

选方：月华丸[50]加减。

2. 阴虚火旺

症状：咳呛气急，痰少质黏，或吐黄稠痰，时时咯血，血色鲜红，骨蒸潮热，盗汗，五心烦热，心烦性急善怒，胸胁掣痛，男子遗精，女子经乱，形体消瘦，舌质红、苔薄黄，脉细数。

治法：滋阴降火。

选方：百合固金丸[112]合秦艽鳖甲散[193]加减。

3. 气阴耗伤

症状：咳嗽无力，气短声低，痰中偶或夹血，血色淡红，午后潮热，热势一般不剧，面白无华，颧红，舌质嫩红，舌边有齿印，苔薄，脉细弱而数。

治法：益气养阴。

选方：保真汤[183]加减。

4. 阴阳两虚

症状：咳逆喘息少气，痰中偶见夹血，血色暗淡，潮热，形寒，自汗盗汗，声嘶失声，面浮肢肿，心悸，唇紫肢冷，五更腹泻，口舌生糜，大肉尽脱。男子滑精、阳痿，女子经少经闭，舌光质红少津，或舌淡体胖边有齿痕，脉微细而数，或虚大无力。

治法：滋阴补虚。

选方：补天大造丸[142]加减。

【方歌】

1. 月华丸

月华丸方擅滋阴，二冬二地沙贝苓，
山药百部胶三七，獭肝桑菊保肺金。

2. 百合固金丸

百合固金二地黄，玄参贝母桔甘藏，
麦冬当归芍药配，喘咳痰血肺家伤。

3. 秦艽鳖甲散

秦艽鳖甲治风劳，地骨柴胡及青蒿，
当归知母乌梅合，骨蒸盗汗咳嗽疗。

4. 保真汤

保真参芪术草味，赤白苓芍天麦归，
生熟地柴朴骨皮，柏知莲陈姜枣随。

5. 补天大造丸

补天大造参芪山，术苓枣志杞龟板，
地芍归鹿紫河车，培补阴阳莫大焉。

第六节　肺　胀

【要诀】

　　肺叶胀满弗能敛，膨憋闷塞喘咳痰，
　　苏子三子六君子，痰浊壅肺据证选，
　　痰热桑白越婢加，痰蒙涤痰安宫丸，
　　平喘补肺金水虚，水泛真武五苓散。

【词解】

越婢：越婢加半夏汤。

平喘：平喘固本汤。

【释义】

肺胀是多种慢性肺系疾患反复发作，迁延不愈，导致肺叶胀满，不能敛降的一种病证。

肺胀的主要症状为胸部膨满，憋闷如塞，喘咳上气，痰多烦躁，心悸，动则加剧，甚则鼻扇气粗，张口抬肩，目胀如脱，烦躁不安。其病程缠绵，时轻时重，每因感受外邪加重而致伴有寒热表证。日久则见面色晦暗，唇甲发绀，脘腹胀满，肢体水肿，甚或喘脱等危重症候。本病是临床上常见的老年性疾病。

肺胀的发生，多因久病肺虚，痰浊潴留，每因再感外邪，诱使病情发作加剧。病理因素主要为痰浊水饮与血瘀互为影响，兼见同病。其病变部位首先在肺，继则影响脾肾，后期及心。

肺胀与哮病、喘证均以咳而上气、喘满为主症。区别言之，肺胀是肺叶胀满，为慢性肺病日久积成，哮是反复发作性的一个独立病种，以声响而言，喘是多种急、慢性疾病的一个症状。肺胀可隶属于喘证之范畴，哮、喘病日久不愈又可发展为肺胀。肺胀因外感诱发，病情加剧时，还可表现为痰饮病中的"支饮"证。凡此，俱当联系互参，掌握异同。

本病辨证总属标实本虚。一般感邪时偏于邪实，平时偏于本虚。偏实者，须分清风寒、风热、痰浊（水饮）、痰热；偏虚者，当区别气（阳）虚、阴虚及肺、心、肾、脾的主次。

分述如下：

1. 痰浊壅肺

症状：胸满，咳嗽痰多，白色黏腻或呈泡沫，短气喘息，稍劳即著，脘痞纳少，倦怠乏力，舌质偏淡，苔薄腻或浊腻，脉小滑。

治法：化痰降气，健脾益肺。

选方：苏子降气汤[127]或三子养亲汤[17]或六君子汤[56]加减。

前二方功能降气化痰平喘，但苏子降气汤偏温，以上盛兼有下虚，寒痰喘咳为宜。三子养亲汤偏降，以痰浊壅盛，肺实喘满，痰多黏腻为宜。六君子汤健脾燥湿化痰，偏补，以脾虚兼有痰湿者为宜，可作为症情稳定时调治之方。

2. 痰热郁肺

症状：胸满，咳逆喘息气粗，烦躁，痰黄或白，黏稠难咳。或身热微恶寒，有汗不多，溲黄，便干，口渴，舌质红、苔黄腻，脉滑数。

治法：清肺化痰，降逆平喘。

选方：越婢加半夏汤[252]或桑白皮汤[222]加减。

前方宣肺泻热，用于饮热郁肺，外有表邪，喘咳上气，目如脱状，身热，脉浮大；后方清肺化痰，用于痰热壅肺，喘急胸满，咳吐痰黄，或黏白稠厚者。

3. 痰蒙神窍

症状：表情淡漠，神志恍惚，谵妄，撮空理线，嗜睡，昏迷，或肢体眴动、抽搐，咳逆喘促，咯痰不爽，苔白腻或淡黄腻、舌质暗红或淡紫，脉细滑数。

治法：涤痰，开窍，息风。

选方：涤痰汤[214]加减。另服安宫牛黄丸[119]或至宝丹[113]。

涤痰汤可涤痰开窍，息风止痉；至宝丹或安宫牛黄丸以清心开窍。

4. 肺肾气虚

症状：胸满闷窒，呼吸浅短难续，声低气怯，甚则张口抬肩，倚息不能平卧，咳嗽，痰白如沫，咳吐不利，胸闷，心悸，形寒，汗出，舌淡或紫暗，脉沉细数无力，或有结代。

治法：补肺纳肾，降气平喘。

选方：平喘固本汤[76]或补肺汤[141]加减。

前方补肺纳肾，降气化痰，用于肺肾气虚、喘咳有痰者；后方功在补肺益气，用于肺气虚弱、短气不足以息者。

5. 阳虚水泛

症状：喘咳不能平卧，面浮，下肢肿，甚则一身悉肿，腹部胀满有水，尿少，心悸，咳痰清稀，纳差，怕冷，面唇青紫，苔白滑、舌胖质暗，脉沉细。

治方：温肾健脾，化饮利水。

选方：真武汤[196]合五苓散[38]加减。

前方温阳利水，用于脾肾阳虚之水肿；后方通阳利水，配合真武汤可加强利尿消肿作用。

本病应预防感冒，及时治疗咳嗽。病后要慎起居，平时常服扶正药物，忌食辛辣生冷咸甜，禁烟酒，水肿者限盐。病发时要及早治疗，方可延年益寿。

【方歌】

1. 苏子降气汤

苏子降气陈半归，前胡桂朴草姜依，
下虚上盛痰嗽喘，或入沉香去肉桂。

2. 三子养亲汤
见"咳嗽"。

3. 六君子汤
见"哮病"。

4. 越婢加半夏汤

越婢加夏金匮方，麻黄石膏配生姜，
半夏甘草大枣和，饮热郁肺表邪伤。

5. 桑白皮汤
见"喘证"。

6. 涤痰汤

涤痰汤出济生方，二陈枳实竹茹襄，
主治风痰迷心窍，胆星菖蒲人参姜。

7. 安宫牛黄丸

安宫牛黄开窍方，芩连栀郁朱雄黄，
犀角珍珠冰麝箔，热闭心包功效良。

8. 至宝丹

至宝朱珀麝息香，雄玳犀角与牛黄，
金银两霜兼龙脑，开窍清热解毒良。

9. 平喘固本汤

平喘固本为验方，参味冬虫胡桃香，
磁坎苏款夏橘红，补肺纳肾化痰良。

10. 补肺汤

见"喘证"。

11. 真武汤

真武汤壮肾中阳，茯苓术芍附生姜，
少阴腹痛有水气，悸眩瞤惕急煎尝。

12. 五苓散

五苓散治水湿停，白术泽泻猪茯苓，
通阳化气宜加桂，不用桂枝名四苓。

第七节 肺 痿

【要诀】

> 肺痿病属慢虚疴，主症咳吐浊涎沫，
> 痿如草木萎不荣，日炽霜杀叶痿弱，
> 肺中津气失濡养，虚冷较少虚火多，
> 滋阴润肺麦门施，草姜姜草虚寒卓。

【词解】

痿如草木萎不荣：《临证指南医案·肺痿门》云："夫痿者，萎也，如草木之萎而不荣，为津亡而气竭也。"

日炽霜杀叶痿弱：肺犹草木之花叶，日炽可干，霜杀亦可干也。喻虚热、虚寒均可导致肺虚津气失于濡养，肺叶痿弱不用。

麦门：麦门冬汤。

草姜姜草：草姜指甘草干姜汤，姜草指生姜甘草汤。

【释义】

肺痿指肺叶痿弱不用，为肺脏的慢性虚损性疾患，临床上以咳吐浊唾涎沫为主要表现。多种疾病如肺痈、肺痨、久嗽、喘、哮等伤肺之后，天长日久均有转为肺痿的可能。

031

本病原因可分为肺燥津伤和肺气虚冷两个方面，前者为主。病变机制为肺虚津气失于濡养所致。

肺痿的特征是咳吐浊唾涎沫。临床症见咳嗽，或不咳，咳吐浊唾涎沫，或唾白如雪，细沫稠黏，或有时唾血，气息短促，或时有寒热，形体瘦削，皮毛干枯，头昏目眩，神疲面青等。

肺痿、肺痈、肺痨同属肺脏疾患。但肺痿以咳吐浊唾涎沫为主症，肺痈以咳则胸痛，吐痰腥臭，甚则咳吐脓血为主症。二者均多属肺中有热，但痿属虚，痈属实，肺痈失治之延，可转为肺痿。肺痨主症为咳嗽、咳血、潮热、盗汗等，后期可以转化为重症肺痿。

肺痿的治疗以补肺生津为总原则。虚热证，治当生津清热，以润其枯；虚寒证，治疗当温肺益气而摄涎沫。

分述如下：

1. 虚热

症状：咳吐浊唾涎沫，其质黏稠，或咳痰带血，咳声不扬，气急喘促，口渴咽燥，午后潮热，形体消瘦，皮毛干枯，舌红而干，脉虚数。

治法：滋阴清热，润肺生津。

选方：麦门冬汤[125]或清燥救肺汤[249]加减。

前方润肺生津，降逆下气，用于咳嗽气逆咽喉干燥不利，咳痰黏浊不爽。后方养阴润肺，清金降火，用于阴虚燥火内盛，干咳痰少、咽痒气逆。

2. 虚寒

症状：咯吐涎沫，其质清稀量多，不渴，短气不足息，头晕目眩，神疲乏力，食少，形寒小便频数，舌质淡，脉虚弱。

治法：温肺益气。

选方：甘草干姜汤[64]或生姜甘草汤[87]加减。

前方甘辛合用，甘以滋液，辛以散寒；后方则以补脾助肺，益气生津为主。

【方歌】

1. 麦门冬汤

麦门冬汤用人参，枣草粳米半夏存，
肺痿咳逆因虚火，益胃生津降逆珍。

2. 清燥救肺汤

清燥救肺霜桑膏，杏仁枇杷叶阿胶，
麦冬胡麻人参草，燥热伤肺痰黏少。

3. 甘草干姜汤

甘草干姜出金匮，虚寒肺痿诚可贵，
甘草四两姜二两，温肺复气功效倍。

4. 生姜甘草汤

生姜甘草千金方，人参甘草大枣姜，
补脾助肺生津液，虚寒肺痿服之康。

第三章 心系病证

第一节 心 悸

【要诀】

> 心悸心中悸不安，惊悸怔忡当细辨，
>
> 脉象证病要结合，心虚安神定志丸，
>
> 归脾天王证有异，阳虚不振桂枝专，
>
> 苓桂术甘水凌心，瘀阻桃仁红花煎。

【词解】

桂枝：桂枝甘草龙骨牡蛎汤。

天王：天王补心丹。

【释义】

心悸是指患者自觉心中悸动，惊惕不安，甚则不能自主的一种病证。临床一般呈阵发性，每因情志波动或劳累过度而发作，且常与失眠、健忘、眩晕、耳鸣等并见。

心悸的病因常与感受外邪、情志所伤、饮食不节、体质虚弱和药物所伤有关。

心悸包括惊悸和怔忡。惊悸常由外因引起，偶受外来刺激，或惊恐，或恼怒，均可发病，发则心悸，时作时止，病来虽速，但全身情况较好，病情轻而短浅。怔忡由内因而成，并无外惊，自觉心中惕惕，稍劳即发，病来虽渐，但全身情况较差，病情较为深重。惊悸日久可发展为怔忡，怔忡患者又易受外惊而扰，而使惊悸加重。

心悸之诊断首先要重视脉象，脉搏的节律异常为本病的特征性征象，大

033

致可分脉率快速型、脉率过缓型和脉律不整型几大类。心悸之辨证要结合引起心悸的现代医学的原发疾病的诊断,这样可提高辨证的准确性。

分述如下:

1. 心虚胆怯

症状:心悸不宁,善惊易怒,坐卧不安,少寐多梦,舌质淡红,苔薄白,脉动数或弦细。

治法:镇惊定志,养心安神。

选方:安神定志丸[120]加琥珀、磁石、朱砂。

2. 心脾两虚

症状:心悸气短,头晕,失眠多梦,思虑劳心则甚,面色不华,倦怠乏力,纳少腹胀,舌质淡,脉细弱。

治法:补血养心,益气安神。

选方:归脾汤[77]加减。

3. 阴虚火旺

症状:心悸不宁,心烦少寐,头晕目眩,手足心热,耳鸣腰酸,舌质红、少苔或无苔,脉细数。

治法:滋阴清火,养心安神。

选方:天王补心丹[35]或朱砂安神丸[115]。

4. 心阳不振

症状:心悸不安,动则尤甚,胸闷气短,面色苍白,形寒肢冷,舌质淡白,脉虚弱或沉细而数。

治法:温补心阳,安神定悸。

选方:桂枝甘草龙骨牡蛎汤[199]加人参、附子。

5. 水饮凌心

症状:心悸眩晕,胸脘痞满,形寒肢冷,小便短少,肢面水肿,下肢为甚,咳喘不能平卧,渴不欲饮,恶心吐涎,舌苔白滑,脉弦滑。

治法:振奋心阳,化气行水。

选方:苓桂术甘汤[149]加减。

6. 心血瘀阻

症状:心悸不安,胸闷不舒,心痛时作,或见唇甲青紫,舌质紫暗或有瘀斑,脉涩或结代。

治法:活血化瘀,理气通络。

选方:桃仁红花煎[202]加减。

【方歌】

1. 安神定志丸

安神定志用远志，人参菖蒲合龙齿，
茯苓茯神二皆用，心虚胆怯用此治。

2. 归脾汤

归脾汤用芪术参，草归远志与茯神，
酸枣龙眼加木香，煎加姜枣益心脾。

3. 天王补心丹

补心丹用柏枣仁，二冬生地与归身，
三参桔梗朱砂味，远志茯苓共养神。

4. 朱砂安神丸

安神丸中用朱砂，生地当归草黄连，
烦乱怔忡心不静，镇心安神治失眠。

5. 桂枝甘草龙骨牡蛎汤

桂枝甘草龙牡汤，仲景伤寒论中详，
温通心阳定神志，悸闷气短服之康。

6. 苓桂术甘汤

苓桂术甘化饮剂，崇土又温膀胱气，
饮邪上逆气冲胸，水饮得化眩晕弃。

7. 桃仁红花煎

桃仁红花括桃红，丹参赤芍归川芎，
延胡香附青皮地，活血化瘀心络通。

第二节　胸　痹

【要诀】

胸痹膻中左胸区，憋闷疼痛心脉痹，
标实宜通虚宜补，血府逐瘀活法立，
瓜蒌半夏或白酒，痰壅寒凝证有异，
左归生脉合养营，参附右归从本议。

【词解】

标实宜通：胸痹的治疗原则应先治其标，以祛邪为主，使通则不痛。

瓜蒌半夏或白酒：瓜蒌薤白半夏汤或瓜蒌薤白白酒汤。

【释义】

胸痹是指胸部憋闷疼痛，甚则胸痛彻背、短气、喘息不得卧为主症的一种疾病。轻者仅感胸闷如窒，呼吸欠畅，重者则有胸痛，严重者心痛彻背，背痛彻心。疼痛以膻中及左胸膺部为主，其病位主要在心。

张仲景《金匮要略·胸痹心痛短气病脉证治》篇正式提出胸痹的名称，并有专门论述，该篇说："胸痹之病，喘息咳唾，胸背痛，短气，寸口脉沉而迟，关上小紧数，瓜蒌薤白白酒汤主之。""胸痹不得卧，心痛彻背者，瓜蒌薤白半夏汤之。"

胸痹的病因多与寒邪内侵、饮食不当、情志失调、年老体虚等因素有关。其病机有虚实两方面：实为寒凝、气滞、血瘀、痰阻，痹遏胸阳，阻滞心脉；虚为心脾肝肾亏虚，心脉失养。

胸痹的主要病机是心脉痹阻。一般来说，胸痹总属本虚标实之证，标实应区别阴寒、痰浊、血瘀的不同，本虚又应区别阴阳气血亏虚的不同。

胸痹的治疗，应先治其标，后顾其本，必要时可根据虚实标本的主次，兼顾同治。祛邪治标常以活血化瘀、辛温通阳、泻浊豁痰为主；扶正固本常用温阳补气、益气养阴、滋阴益肾为法。

分述如下：

1. 心血瘀阻

症状：心胸刺痛，固定不移，入夜更甚，时或心悸不宁，日久不愈，舌质紫暗，苔薄，脉沉涩。

治法：活血化瘀，通络止痛。

选方：血府逐瘀汤[117]加减。

2. 痰浊壅塞

症状：胸闷如窒而痛，或痛引肩背，气短喘促，遇阴雨天而易发作或加重，肢体沉重，形体肥胖，痰多，苔浊腻，脉滑。

治法：通阳泻浊，豁痰开结。

选方：瓜蒌薤白半夏汤[95]加干姜、陈皮、白蔻仁。

3. 阴寒凝滞

症状：胸痛彻背，感寒痛甚，胸闷气短，心悸，重则喘息，不能平卧，面色苍白，四肢厥冷，舌苔白，脉沉细。

治法：辛温通阳，开痹散寒。

选方：瓜蒌薤白白酒汤[94]加枳实、桂枝、丹参、附子、檀香。

4. 心肾阴虚

症状：胸闷且痛，心悸盗汗，心烦不寐，腰酸膝软，耳鸣，头晕，舌红或有紫斑，脉细数或细涩。

治法：滋阴益肾，养心安神。

选方：左归饮[69]加减。

5. 气阴两虚

症状：胸闷隐痛，时作时止，心悸气短，倦怠懒言，面色少华，头晕目眩，遇劳则甚，舌偏红或有齿印，脉细弱无力或结代。

治法：益气养阴，活血通络。

选方：生脉散[85]合人参养营汤[13]加减。

6. 阳气虚衰

症状：胸闷气短，甚则胸痛彻背，心悸，汗出，畏寒，肢冷，腰酸，乏力，面色苍白，唇甲淡白或青紫，舌淡白或紫暗，脉沉细或沉微欲绝。

治法：温补阳气，活血通络。

选方：参附汤[162]合右归饮[73]加减。

【方歌】

1. 血府逐瘀汤
血府逐瘀治血瘀，桃红四物加牛膝，
柴胡枳壳桔梗草，血化下行不作痨。

2. 瓜蒌薤白半夏汤
瓜蒌薤白加白酒，胸痛彻背厥疾瘳，
再加半夏化痰结，功力又更胜一筹。

3. 瓜蒌薤白白酒汤
瓜蒌薤白加白酒，胸痛彻背厥疾瘳，
瓜开痰结薤通阳，白酒轻扬药势走。

4. 左归饮
左归饮用地药萸，枸杞茯苓炙草齐，
煎汤养阴滋肾水，既顾腰酸又止遗。

5. 生脉散
见"喘证"。

6. 人参养营汤
四物四君八珍方，十全大补芪桂商，
姜枣五味远陈配，去芎方名养营汤。

7. 参附汤
参附属于急救方，补气回阳效力强，
正气大虚阳暴脱，冷汗厥逆暴崩尝。

8. 右归饮
右归饮治命门虚，熟地山药山茱萸，
杞子杜甘和桂附，益火之源及时与。

第三节 不 寐

【要诀】

　　不寐虚实道理深，肝郁化火龙胆斟，
　　痰热内扰胃不和，温胆为法宗经云，
　　心脾两虚归脾施，阴虚长沙妙绝伦，
　　心胆气虚安神志，是疾尚需医精神。

【词解】

　　经：指《黄帝内经》简称《内经》。《内经·素问·逆调论》云："胃不和则卧不安。"饮食不节，宿食停滞，酿生痰热，上扰心神，以致不得安卧。

　　长沙：即张仲景。阴虚火旺、心肾不交型不寐，用仲景黄连阿胶汤。

【释义】

不寐是以经常不能获得正常睡眠为特征的一种病证。轻者入寐困难，寐而易醒，醒后不能再寐，亦有时寐时醒者，严重者则整夜不能入寐。不寐一般称为失眠，又称"不得眠""不得卧""目不瞑"。

形成不寐的原因很多，思虑劳倦，内伤心脾；阳不交阴，心肾不交；阴虚火旺，肝阳扰动；心胆气虚及胃中不和等因素均可影响心神而导致不寐。引起不寐的原因虽多，但总体上都与心脾肝肾及阴血不足有关，其病理变化，总属阳盛阴衰，阴阳失交。

不寐要分清虚实，且以虚证为多。虚多属阴血不足，责在心、脾、肝、肾；实证则多因肝郁化火，食滞痰浊，胃腑不和。

不寐治疗以补虚泻实，调和阴阳为原则。虚者宜补其不足，益气养血，滋补肝肾；实者宜泻其有余，消导和中，清火化痰。实证日久气血耗伤，亦可转为虚证。虚实夹杂者，应补泻兼顾为治。

治疗不寐，从精神方面着手至为重要。消除烦恼、解除顾虑、安定情绪、禁烟酒、忌辛辣、适当劳动、积极锻炼、养成良好的生活习惯等，都对彻底治愈不寐有肯定的作用。

分述如下：

（一）实证

1. 肝郁化火

症状：不寐，急躁易怒，严重者彻夜不眠，不思饮食，口渴喜饮，目赤口苦，小便黄赤，大便秘结，舌红、苔黄，脉弦而数。

治法：疏肝泻热，佐以安神。

选方：龙胆泻肝汤[74]加朱茯神、生龙骨、郁金。

2. 痰热内扰

症状：不寐，头重，痰多胸闷，恶食嗳气，心烦口苦，吞酸恶心，目眩，舌质红、苔黄腻，脉滑数。

治法：化痰清热，和中安神。

选方：温胆汤[258]加黄连、山栀。

（二）虚证

1. 阴虚火旺

症状：不寐，心烦，心悸不安，头晕目眩，耳鸣健忘，腰酸梦遗，五心烦热，口干少津，舌质红、少苔或无苔，脉细数。

治法：滋阴降火，养心安神。

选方：黄连阿胶汤[228]加龟板、磁石。

2. 心脾两虚

症状：多梦易醒，心悸健忘，头晕目眩，肢倦神疲，饮食少味，面色无华，舌淡苔薄，脉细而弱。

治法：补养心脾，以生气血。

选方：归脾汤[77]加减。

3. 心胆气虚

症状：不寐，多梦，易于惊醒，胆怯心悸，遇事善惊，气短倦怠，小便清长，舌淡，苔薄白，脉弦细。

治法：益气镇惊，安神定志。

选方：安神定志丸[120]加减。

【方歌】

1. 龙胆泻肝汤

龙胆泻肝栀芩柴，木通车前泽泻偕，
生地当归甘草合，肝胆湿热力可排。

2. 温胆汤

温胆陈皮半苓草，枳实竹茹加姜枣。
虚烦不寐证多端，此系胆虚痰上扰。

3. 黄连阿胶汤

黄连阿胶鸡子黄，芍药黄芩合自良，
更有驻车归醋用，连胶姜炭痢阴伤。

4. 归脾汤
见"心悸"。

5. 安神定志丸
见"心悸"。

【附一】 多　寐

【要诀】

湿困脾弱多贪眠，阴盛阳虚气不前，

平胃六君随症用，阳虚理中补中研。

【释义】

多寐即所谓"嗜眠证"，其特点是不论昼夜，时时欲睡，唤之能醒，醒后复睡。

多寐主要是脾虚湿盛所引起的。此外，久病或高年阳气虚弱，营血不足，困倦无力而多寐者，亦有所见。热性和慢性疾病过程中出现嗜睡，多为病情严重的预兆，不在本篇讨论范围之内。

多寐的病理主要是阴盛阳虚所致，因阳主动，阴主静，阴盛故多寐。

分述如下：

1. 湿盛

症状：胸闷纳少，身重嗜睡，苔白腻，脉多濡缓。

治法：燥湿健脾。

选方：平胃散[75]加佩兰、薏苡仁。

2. 脾虚

症状：食后困倦多寐，舌脉无异常。

治法：益气健脾。

选方：六君子汤[56]加麦芽。

3. 阳虚

症状：嗜睡，神疲食少，懒言易汗，畏寒肢冷，脉弱。

治法：温阳益气。

选方：中阳不足者用理中汤[223]，气虚下陷者用补中益气汤[143]。

注：热病愈后，津气得复，人喜恬睡，睡后清醒、爽适，与本病自然有别，不必加以处理。

【方歌】

1. 平胃散

和剂局方平胃散，苍术厚朴陈皮甘，
姜枣煎汤送散下，燥湿和胃除胀满。

2. 六君子汤

见"哮病"。

3. 理中汤（丸）

理中丸或理中汤，人参甘草术干姜，
吐利腹痛阴寒盛，或加附子并扶阳。

4. 补中益气汤

补中益气芪术陈，参草升柴当归身，
劳倦内伤功独擅，气虚下陷亦堪珍。

【附二】 健 忘

【要诀】

健忘证关心脾肾，归脾汤方思虑斟，
六味地黄肾精耗，劳心过度枕中神。

【释义】

健忘是由于脑力衰弱，记忆减退，遇事善忘的一种病证，与生性迟钝、天资不足者不同。

历代医家认为本病与心、脾、肾有关。盖心脾主血，肾主精髓，思虑过度，伤及心脾，则营阴损耗；房事不节，精髓亏减，则脑失所养，皆能令人健忘。高年神衰，亦多患此。

健忘常与不寐并见，二者在病因证治方面亦有密切联系，治疗原则一般以养心血，补脾肾为主。

分述如下：

1. 思虑伤脾

症状：精神疲倦，不寐健忘，食少心悸。

治法：补养心脾。

选方：归脾汤[77]加减。

2. 肾精亏耗

症状：腰酸乏力，甚则滑精早泄，若阴虚则舌红，脉细数，阴阳两虚者舌淡脉沉细。

治法：滋阴补阳。

选方：阴虚者用六味地黄丸[57]加减，阴阳两虚者用六味地黄丸加鹿角胶、肉苁蓉、巴戟天、紫河车等品。

3. 素体不足，劳心过度

症状：精神恍惚健忘，心神不定。

选方：枕中丹[150]加减。

至于老年神衰而健忘，多属生理衰退的现象，与因病而健忘不同，药难取效。

【方歌】

1. 归脾汤
见"心悸"。

2. 六味地黄丸（汤）
滋阴六味地黄汤，山药山萸熟地黄，
茯苓泽泻丹皮入，三补三泻方义商。

3. 枕中丹
枕中丹出千金方，龟板龙骨远志菖，
或丸或散黄酒下，开心定志又潜阳。

第四节　癫　狂

【要诀】

一、癫狂总括

癫狂多发青壮年，精神失常症易辨，

肝胆心脾关系紧，气郁痰火阴阳偏，

癫疾沉默神痴呆，语无伦次多喜欢，

狂证喧扰躁妄骂，多怒不识六亲眷。

二、癫狂分类

（一）癫证

癫证忧愁久致郁，气滞津聚伤心脾，

痰气郁结顺气导，心脾二虚养心宜。

（二）狂证

狂证恼怒不得宣，化火夹痰神逆乱，

肝胆胃经审病机，生铁落饮二阴煎。

【词解】

癫疾沉默神痴呆：癫证之精神失常以沉默痴呆、语无伦次、静而多喜为特征。

狂证喧扰躁妄骂：狂证以喧扰不宁、躁妄打骂、动而多怒为特征。

【释义】

癫与狂都是精神失常的疾患，癫证以沉默痴呆、语无伦次、静而多喜为特征；狂证以喧扰不宁、躁妄打骂、动而多怒为特征。因二者在症状上不能截然分开，又能互相转化，故癫狂并称。本病多发于青壮年。

癫狂证的病因病机是以七情内伤、痰气上扰、气郁痰火、阴阳失调为主要因素，与先天禀赋和体质强弱有密切关系。其病变在肝胆心脾，癫证与心脾、狂证与肝胆关系最为密切。《临证指南医案》云："狂由大惊、大恐，病在肝胆胃经，三阳并而上升，故火炽则痰涌，心窍为之闭塞。癫由积忧积郁，病在心脾胞络，三阴蔽而不宣，故气郁则痰迷，神志为之混淆。"

癫狂临证应先分癫与狂，后行辨证施治。但要明确二者可以互相转化，癫可转化为狂，狂久又往往转化为癫，故癫与狂不能截然分开。癫狂在初发时多属实证，宜以清热祛痰，疏肝理气，或安神定志为主。如病久不愈，正气渐衰，应根据气血阴阳的不同，予以健脾益气、滋阴养血等法以调之。如有瘀血内阻，又当活血化瘀。

分述如下：

（一）癫证

1. 痰气郁结

症状：精神抑郁，表情淡漠，神志呆痴，语无伦次，或喃喃独语，喜怒无常，或生活懒散，不思饮食，大便溏软，舌苔腻，脉弦滑。

治法：理气解郁，化痰开窍。

选方：顺气导痰汤[181]加菖蒲、远志。

2. 心脾两虚

症状：神思恍惚，魂梦颠倒，善悲欲哭，心悸易惊，肢体困乏，饮食减少，舌色淡，脉细无力。

治法：健脾养心，益气安神。

选方：养心汤[188]加减。

（二）狂证

1. 痰火上扰

症状：病起急骤，先有性情急躁，头痛失眠，两目怒视，面红目赤，突然狂乱无知，逾垣上屋，骂詈号叫，不避亲疏，或毁物伤人，气力逾常，不食不眠，舌质红绛、苔多黄腻，脉弦大滑数。

治法：镇心涤痰，泻肝清火。

选方：生铁落饮[86]加减。

2. 火盛伤阴

症状：狂病日久其势渐减，且有疲惫之象，情绪焦虑，多言善惊，时而烦躁，形瘦面红，舌质红，脉细数。

治法：滋阴降火，安神定志。

选方：二阴煎[2]加减。

【方歌】

1. 顺气导痰汤	2. 养心汤
验方顺气导痰汤，内括导痰汤全方， 生姜木香香附入，理气解郁化痰良。	养心汤用草芪参，二茯芎归柏子寻， 夏曲远志加桂味，再加酸枣总宁心。
3. 生铁落饮	4. 二阴煎
医学心悟铁落饮，二冬二茯胆南星， 菖远橘翘钩玄贝，更加朱丹可镇心。	二阴煎中生地冬，元参黄连竹叶通， 灯心茯神酸枣草，滋阴降火有神功。

第五节　痫　病

【要诀】

痫病形成多先天，惊恐脑伤气逆乱，

昏仆抽风吐涎沫，声类畜叫总由痰，

定痫丸主风痰阻，火盛涤痰并龙胆，

大补元煎合六君，心肾亏虚资是痊。

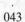

【词解】

声类畜叫：《古今医鉴·五痫》中载有"发则猝然倒仆……声类畜叫，食倾乃苏"。

龙胆：龙胆泻肝汤。

【释义】

痫病是一种发作性的神志异常疾病，又名"癫痫"或"羊痫风"。其特征为发作性精神恍惚，甚则突然仆倒，昏不知人，口吐涎沫，两目上视，四肢抽搐，或口中做猪羊叫声，移时苏醒，醒后一如常人。

痫病的病因主要有三方面的因素：一为先天，所谓"病从胎气而得之"，前人多责之于"在母腹中时，其母有所大惊"；二为七情，主要责之于惊恐，《素问·举痛论》曰"惊则气乱"，由于大惊大恐，造成气机逆乱，酿成痰浊，一遇诱因，痫病始作；三为脑部外伤，脑伤后神志逆乱，昏不知人，气血瘀阻，则脉络不和，肢体抽搐，遂发痫病。此外，饮食不节、劳累过度或患他病之后，或因六淫之邪所干，均可造成脏腑失调，痰浊阻滞，气机逆乱，风阳内动而导致痫病发生。

痫病的病理因素尤以痰邪作祟最为重要。积痰内伏，一遇劳作过度，生活起居失于调摄，遂致气机逆乱而触动积痰，痰浊上扰，闭塞心窍，壅塞经络发为痫病。其主要的病理基础是肝、脾、肾的损伤。若痫病久发不愈，必致脏腑愈虚，痰浊愈结愈深，而成顽痰，痰浊不除，则痫病复作，痼疾乃成。

本病与中风、厥证均有突然仆倒、昏不识人的主症，然其主要不同就在于本病常见口吐涎沫，两目上视，四肢抽搐，或口中发出类如猪羊叫声等症，临床上较易区别。

痫病的治疗宜分清标本虚实。频繁发作时，以治标为主，着重豁痰顺气，息风开窍定痫。平时以治本为主，宜健脾化痰，补益肝肾，养心安神。而调摄精神，注意饮食，避免劳逸无度，亦属重要。

分述如下：

1. 风痰闭阻

症状：发作前常伴眩晕、胸闷、乏力等症，发则突然跌仆，神志不清，抽搐吐涎，或伴尖叫与二便失禁。也有短暂神志不清，或精神恍惚而无抽搐者。舌苔腻，脉多弦滑。

治法：涤痰息风，开窍定痫。

选方：定痫丸[159]加减。

2. 痰火内盛

症状：发作时昏仆，抽搐吐涎，或有叫吼，平时情绪急躁，心烦失眠，咳痰不爽，口苦而干，便秘，舌质红，苔黄腻，脉弦滑数。

治法：清肝泻火，化痰开窍。

选方：龙胆泻肝汤[74]合涤痰汤[214]加减。

3. 心肾亏虚

症状：痫病发作日久，健忘，心悸，头晕目眩，腰膝酸软，神疲乏力，苔薄腻，脉细弱。

治法：补益心肾，健脾化痰。

选方：大补元煎[18]合六君子汤[56]加减。

上述各种证型，均可在辨证处方中加入全蝎、蜈蚣等虫类药物，以息风解痉镇痛，提高疗效。此类药物一般研粉吞服为宜。外伤引起的可配合使用丹参、红花、桃仁、川芎等活血化瘀药物。

【方歌】

1. 定痫丸

定痫二茯贝天麻，丹麦陈远蒲姜夏，
胆星蝎蚕珀竹沥，灯草姜汁甘朱砂，
镇心祛痰又开窍，平肝息风控涎发。

2. 龙胆泻肝汤
　见"不寐"。

3. 涤痰汤
　见"肺胀"。

4. 大补元煎

大补元煎景岳方，山药山萸熟地黄，
参草枸杞归杜仲，真阴耗损此方尝。

5. 六君子汤
　见"哮病"。

第六节　厥　证

【要诀】

厥证昏仆气逆乱，搐鼻参附针为先，
醒辨气血与痰食，虚实气厥不一般，
虚证四味实五磨，血厥独参通瘀煎，
痰厥导痰汤为主，食厥神术保和丸。

【词解】

搐鼻：搐鼻散。

针：针刺疗法。

【释义】

厥证是以突然昏仆、不省人事、四肢厥冷为主要表现的一种病证。轻者昏厥时间较短，自会逐渐苏醒，清醒后无偏瘫、失语、口眼㖞斜等后遗症，严重者则会一厥不醒而致死亡。

厥证的病机主要是由于气机突然逆乱、升降乖戾、气血运行失常造成的。气机逆乱有虚实之分，大凡气盛有余，气逆上冲，血随气逆，或夹痰、夹食，壅滞于上，以致清窍暂闭者为实。气虚不足，清阳不升，气陷于下，血不上达，精明失养者为虚。

厥证常有明显的诱因可寻，如气厥虚证多属平素体质虚弱，厥前有过度疲劳、睡眠不足、饥饿受寒等诱因。血厥虚证常发生于大出血、月经过多或分娩之后。痰厥好发于恣食肥甘、体丰湿盛之人。食厥多发于暴饮暴食之后。

厥证、中风、痫病、暑厥都有突然昏迷这一症状，厥证和蛔厥都有手足逆冷之特点。不同之处，蛔厥可参虫证，中风和痫病详见相关篇章。而暑厥发生在夏令炎暑之季，多有久曝烈日、高温作业的病史，兼见身热、面赤头痛等症。

厥证治疗首先应分辨虚实，积极抢救。实证者用搐鼻散取嚏开窍，虚证阳脱者回阳救逆。无论虚实先用针刺疗法，促其苏醒。

分述如下：

（一）气厥

1. 实证

症状：由情志刺激而发，突然昏倒，不省人事，口噤拳握，呼吸气粗，或四肢厥冷，苔薄白，脉伏或沉弦。

治法：顺气开郁。

选方：五磨饮子[39]加减。

2. 虚证

症状：由劳累等因素而诱发，眩晕昏仆，面色苍白，呼吸微弱，汗出肢冷，舌质淡，脉沉微。

治法：补气回阳。

选方：四味回阳饮[83]加减。

（二）血厥

1. 实证

症状：多因急躁恼怒而发，实然昏倒，不省人事，牙关紧闭，面赤唇紫，舌红，脉多沉弦。

治法：活血顺气。

选方：通瘀煎[218]加减。

2. 虚证

症状：多因失血过多，突然昏厥，面色苍白，口唇无华，四肢震颤，目陷口张，自汗肤冷，呼吸微弱，舌质淡，脉芤或细数无力。

治法：补养气血。

选方：急用独参汤[186]灌服，继用人参养营汤[13]。

（三）痰厥

症状：素有咳喘宿痰，恼怒或剧咳后突然昏倒，喉有痰声，或呕吐涎沫，呼吸气粗，舌苔白腻，脉沉滑。

治法：行气豁痰。

选方：导痰汤[121]加减。

（四）食厥

症状：暴饮过食之后，突然昏厥，气息窒塞，脘腹胀满，苔厚腻，脉滑实。

治法：和中消导。

选方：昏厥若在食后未久，应先用盐汤探吐祛实邪，再用神术散[192]合保和丸[182]加减治之。

【方歌】

1. 五磨饮子
   见"喘证"。

2. 四味回阳饮
   四味回阳景岳方，人参附子草炮姜，
   阳气虚衰猝昏仆，面白汗出肢冷尝。

3. 通瘀煎
   景岳全书通瘀煎，活血顺气功效专，
   归尾红花山楂泽，乌青木附香字含。

4. 独参汤
   独参汤中一味参，危重患者急灌进，
   神昏面白唇无华，气为血帅道理深。

5. 人参养营汤
   见"胸痹"。

6. 导痰汤
   导痰二陈加星枳，顽痰胶固力能驯，
   一切痰厥头眩晕，胸脘痞塞此方论。

7. 神术散
   医学心悟神术散，苍术厚朴陈皮甘，
   藿香砂仁六味供，和中消导食厥先。

8. 保和丸
   保和丸用曲山楂，苓夏陈翘莱菔子，
   消食化滞和胃气，方中亦可用麦芽。

第七节 痴 呆

【要诀】

　　痴呆神志呆傻笨，髓减脑消轻重分，
　　年迈情伤久病耗，病在脑心肝脾肾，
　　髓海不足七福饮，脾肾两虚还少斟，
　　痰浊蒙窍涤痰用，瘀阻通窍醒脑神。

【词解】

通窍：通窍活血汤。

【释义】

痴呆是以呆傻愚笨、智能低下、善忘为主要临床表现的一种神志异常病证。其轻者可见神情淡漠，寡言少语，反应迟钝，善忘；重者表现为终日不语，或闭门独居，或口中喃喃，言语颠倒，行为失常，忽笑忽哭，或不欲食，数日不知饥饿等。本节以讨论成年人痴呆为主。

痴呆的形成多由于年迈体虚、七情内伤、慢性病日久耗损等原因所致。本病的病机主要是髓海不足、神机失用；病位主要在脑，与心、肝、脾、肾等脏腑的功能失调密切相关。

本病多属本虚标实之候，本虚为阴精、气血的亏虚，标实为气、火、痰、瘀内阻于脑。

本病的治疗当标本兼治。治标当开郁涤痰，活血通窍，平肝泻火；治本当充髓养脑，补虚扶正。用药时常加血肉有情之品，但切忌滋腻太过，滋生痰浊。

分述如下：

1. 髓海不足

症状：智能衰减，神情呆钝，词不达意，记忆、计算、定向、判断能力明显减退，头晕耳鸣，懒惰思卧，齿枯发焦，腰酸骨软，步履艰难，舌瘦色淡、苔薄白，脉沉细弱。

治法：补肾益髓，填精养神。

选方：七福饮[9]加减。

2. 脾肾两虚

症状：表情呆滞，沉默寡言，记忆力减退，失认失算，口齿含糊，词不达意，肌肉萎缩，食少纳呆，气短懒言，口涎外溢，畏寒肢冷，腰膝酸软，鸡鸣泄泻，面色苍白，舌体胖大，舌质淡，苔白或少，脉沉细微。

治法：健脾补肾，益气生精。

选方：还少丹[128]加减。

3. 痰浊蒙窍

症状：表情呆滞，智能衰退，或口中喃喃自语，忽笑忽哭，或终日无语，呆若木鸡，伴食少纳呆，脘腹胀痛，痞满不适，口多涎沫，头重如裹，舌质淡、苔白腻，脉滑。

治法：豁痰开窍，健脾化浊。

选方：涤痰汤[214]加减。

4. 瘀血内阻

症状：表情迟钝，言语不利，善忘，易惊恐，或思维异常，行为古怪，或伴肌肤甲错，口干不欲饮，双目晦暗，舌质暗或有瘀点、瘀斑，脉细涩。

治法：活血化瘀，开窍醒脑。

选方：通窍活血汤[219]加减。

【方歌】

1. 七福饮

景岳全书七福饮，参术甘草益气心，
熟地当归滋补血，远志枣仁宁心神。

2. 还少丹

还少人参山药苓，熟地枸杞萸味苁，
牛膝楮实大枣配，巴戟菖远茴杜仲。

3. 涤痰汤

见"肺胀"。

4. 通窍活血汤

通窍全凭好麝香，桃红大枣与葱姜，
川芎黄酒赤芍药，表里通经第一方。

第四章 脾系病证

第一节 胃 痛

【要诀】

> 胃痛胃脘常疼痛，良附温胃散寒凝，
> 柴胡疏肝理气滞，化肝煎泄郁热型，
> 失笑丹参活瘀血，保和丸消食滞停，
> 黄芪建中温脾胃，一贯芍甘阴虚更。

【词解】

丹参：丹参饮。

【释义】

胃痛又称"胃脘痛"，是以上腹胃脘部近心窝处经常发生疼痛为主症的病证。胃痛发生的常见原因有寒邪客胃、饮食伤胃、肝气犯胃、脾胃虚弱等几个方面。

胃痛的发病有寒凝、气滞、火郁、食积、血瘀、阳虚胃失温养、阴虚胃失濡润等因素。其因虽不同，但发病机制则有共同之处，即所谓"不通则痛"。

胃痛之辨首分寒热虚实、在气在血。实证者多痛急而拒按，治疗较易收效；虚证则多痛缓而有休止，痛而喜按，病情往往缠绵难愈，这是辨证的关键。

胃痛治疗以理气和胃止痛为主。邪盛以祛邪为主，虚实夹杂者，则当虚实兼顾，古有"通则不痛"的治疗原则，此"通"法要从广义的角度去理解和运用。胃寒者，散寒即所以通；食停者，消食即所以通；阴虚者，益胃养阴即所以通。结合具体病机采取相应治法，就是善用"通"法。

本病预防要饮食有节，饥饱有常，冷热调适。本病患者应以少吃多餐为好，并禁酒忌辣，勿食生冷。

分述如下：

1. 寒邪客胃

症状：胃病暴作，恶寒喜暖，脘腹得温痛减，遇寒则痛剧，口不渴，喜热食热饮，舌淡、舌苔薄白，脉弦紧。

治法：散寒止痛。

选方：轻证可用局部温熨，或服生姜红糖汤即可止痛。较重者可用良附丸[138]加味。

2. 肝气犯胃

症状：胃脘胀闷，攻撑作痛，脘痛连胁，嗳气吞酸频繁，大便不畅，每因情志因素作痛或痛剧，苔多薄白，脉弦。

治法：疏肝理气止痛。

选方：柴胡疏肝散[203]为主方。

3. 肝胃郁热

症状：胃脘灼痛，痛势急迫，烦躁易怒，泛酸嘈杂，口干口苦，舌红、苔黄，脉弦或数。

治法：疏肝泻热和胃。

选方：化肝煎[48]为主方。

4. 瘀血停滞

症状：胃脘疼痛，痛有定处而拒按，或痛有针刺感，食后痛甚，或见吐血便黑，舌质紫暗，脉涩。

治法：活血化瘀。

选方：失笑散[88]合丹参饮[51]加大黄、甘草。

前方行血散瘀止痛，后方理气和胃止痛，加入大黄逐瘀通腑，甘草缓急和中。

5. 饮食停滞

症状：胃痛，脘腹胀满，嗳腐吞酸，或吐不消化的食物，吐食或矢气后痛减，或大便不爽，苔厚腻，脉滑。

治法：消食导滞。

选方：保和丸[182]加减。

6. 脾胃虚寒

症状：胃痛隐隐，喜温喜按，空腹痛甚，得食痛减，泛吐清水，纳差，神疲乏力，甚者手足不温，大便溏薄，舌淡、苔白，脉虚弱或迟缓。

治法：温中健脾。

选方：黄芪建中汤[227]为主方。

7. 胃阴亏虚

症状：胃痛隐隐，口燥咽干，大便干结，舌红，少津，脉细数。

治法：养阴益胃。

选方：一贯煎[1]合芍药甘草汤[110]加减。

【方歌】

1. 良附丸

良方集腋良附丸，良姜香附等分研，

米汤为丸空腹服，寒气胃痛此方蠲。

2. 柴胡疏肝散

柴胡疏肝用柴胡，枳壳芍药配香附，

芎草疏肝又活血，胁肋疼痛功效殊。

3. 化肝煎

化肝煎为景岳方，疏肝泻热和胃良，

陈皮青皮与丹皮，芍药山栀泽贝匡。

4. 失笑散

失笑灵脂共蒲黄，等分做散醋煎尝，

血瘀少腹时作痛，祛瘀止痛效非常。

5. 保和丸

见"厥证"。

6. 丹参饮

心腹诸痛有妙方，丹参十分作提纲，

檀砂一分聊为佐，入咽咸知效验彰。

7. 黄芪建中汤

小建中汤芍药多，桂姜甘草大枣和，

更加饴糖补中脏，虚劳腹冷服之瘥，

增入黄芪名亦尔，表虚身痛效无过。

8. 一贯煎

一贯煎中生地君，臣以归杞麦沙参，

少佐川楝疏肝气，阴虚肝郁此方珍。

9. 芍药甘草汤

芍药甘草源伤寒，养血和营芍药酸，

补中缓急甘草劲，酸甘化阴痛自缓。

【附】 嘈 杂

【要诀】

脘中饥嘈时作止，胃热温胆加连栀，

四君增味治胃虚，归脾汤主血虚时。

【释义】

嘈杂是脘中饥嘈，似饥非饥，似辣非辣，似痛非痛，莫可名状，或作或止的病证。其病因有胃热、胃虚、血虚三个方面。

分述如下：

1. 胃热

症状：嘈杂而见口渴喜冷，口臭心烦，苔黄，或见脉数。

治法：和中清热。

选方：温胆汤[258]。热盛者加黄连、山栀之类。

2. 胃虚

症状：嘈杂而见口淡无味，食后脘胀，舌淡，脉虚。

治法：健脾和胃。

选方：四君子汤[82]加山药、扁豆类。

3. 血虚

症状：嘈杂而见面萎唇淡，心悸头眩，舌淡红，脉细。

治法：补益心脾。

选方：归脾汤[77]。

【方歌】

1. 温胆汤
见"不寐"。

2. 四君子汤
四君子汤中和义，参术茯苓甘草比，
益气补中健脾胃，临证应用变化奇。

3. 归脾汤
见"心悸"。

第二节　痞　满

【要诀】

痞满病位在胃乡，柔软无痛但痞胀，
外邪饮食情志因，中焦脾胃失升降，
食停保和痰二陈，湿热泻心连朴方，
肝胃越鞠枳术合，补中益胃虚痞商。

【词解】

二陈：二陈平胃汤。

泻心连朴：泻心汤合王氏连朴饮。

补中益胃：补中益气汤和益胃汤。

【释义】

痞满是指以自觉心下痞塞，胸膈胀满，触之无形，按之柔软，压之无痛为主要症状的病证。按部位痞满可分为胸痞、心下痞（心下即胃脘部）等。本节主要讨论胃脘部出现的痞满，又可称"胃痞"。

引起痞满的病因大致有感受外邪、内伤饮食、情志失调等几个方面。

痞满的基本病位在胃，与肝、脾的关系密切。中焦气机不利，脾胃升降失职为导致本病发生的病机关键。病理性质不外乎虚、实两端，实即实邪内阻（食积、痰湿、外邪、气滞等），虚为脾胃虚弱（气虚或阴虚），虚实夹杂则二者兼而有之。

治疗痞满的基本原则是调理脾胃升降，行气除痞消满，并根据其虚、实分而治之，实即泻之，虚则补之，虚实夹杂者补消并用。

分述如下：

（一）实痞

1. 饮食内停

症状：脘腹痞闷而胀，进食尤甚，拒按，嗳腐吞酸，恶心呕吐，或大便不调，矢气频作，味臭如败卵，舌苔厚腻，脉滑。

治法：消食和胃，行气消痞。

选方：保和丸[182]加减。

2. 痰湿中阻

症状：脘腹痞闷不舒，胸膈满闷，头晕目眩，身重困倦，呕恶纳呆，口淡不渴，小便不利，舌苔白厚腻，脉沉滑。

治法：除湿化痰，理气和中。

选方：二陈平胃汤[4]加减。

3. 湿热阻胃

症状：脘腹痞闷，或嘈杂不舒，恶心呕吐，口干不欲饮，口苦纳少，舌红、苔黄腻，脉滑数。

治法：清热化湿，和胃消痞。

选方：泻心汤[156]合王氏连朴饮[34]加减。

4. 肝胃不和

症状：脘腹痞闷，胸胁胀满，心烦易怒，善太息，呕恶嗳气，或吐苦水，大便不爽，舌质淡红、苔薄白，脉弦。

治法：疏肝解郁，和胃消痞。

选方：越鞠丸[250]合枳术丸[174]加减。

（二）虚痞

1. 脾胃虚弱

症状：脘腹痞闷，时轻时重，喜温喜按，大便溏薄，倦怠乏力，饮食减少，少气懒言，语声低微，面白无华，舌质淡、苔薄白，脉细弱。

治法：补气健脾，升清降浊。

选方：补中益气汤[143]加减。

2. 胃阴不足

症状：脘腹痞闷，嘈杂，似饥而不欲食，恶心嗳气，口燥咽干，大便秘结，舌红少苔，脉细数。

治法：滋阴养胃，调中消痞。

选方：益胃汤[210]加减。

【方歌】

1. 保和丸
见"厥证"。

2. 二陈平胃汤
局方二陈平胃汤，内括二陈汤全方，
平胃散中用苍朴，除湿化痰理气良。

3. 泻心汤
金匮要略泻心汤，大黄黄连黄芩商，
心火炽盛血妄行，泻火解毒功效彰。

4. 王氏连朴饮
见"外感发热"。

5. 越鞠丸
越鞠丸治六郁侵，气血痰火湿食因，
芎苍香附加栀曲，气畅郁舒痛闷平。

6. 枳术丸
枳术丸是消补方，荷叶烧饭作丸尝。

7. 补中益气汤
见"多寐"。

8. 益胃汤
益胃汤方出条辨，沙参麦冬生地研，
玉竹冰糖合为剂，生津养胃此方专。

055

第三节 呕 吐

【要诀】

胃失和降气上逆，虚实详辨定缓急，
食伤外邪犯胃腑，保和丸施香正气，
痰饮半夏合苓桂，疏肝夏朴左金一，

理中脾胃虚寒型，麦门堪为胃阴需。

【词解】

香正气：藿香正气散。

半夏：小半夏汤。

夏朴左金一：将半夏厚朴汤和左金丸合为一个方子服用。

【释义】

呕吐是由于胃失和降，气逆于上，迫使胃中之物从口中吐出所引起的病证。

前人以有物有声者谓之呕，有物无声者谓之吐，无物有声者谓之干呕。由于呕与吐多同时发生，故多呕吐并称。呕吐与干呕在辨证施治方面大致相同，故合并而论。呕吐、反胃、呃逆三者都是胃部的病变，呕吐是以有声有物为特征，反胃是以朝食暮吐为特征，而呃逆古名为"哕"，是以喉间呃呃连声，声短而频，令人不能自制为特征。在病位上呕吐、反胃在胃，呃逆在喉；在病机上，三者都有胃气上逆，而呃逆还有膈间不利的因素存在。

引起呕吐的主要病因：一是外邪侵袭，主要责之于风、寒、暑、湿之邪以及秽浊之气；二是饮食不节，饮食过多过少，或食用生冷油腻、不洁食物；三是情志失调，恼怒伤肝，横逆犯胃或忧思伤脾，胃失和降；四是脾胃虚弱，劳倦太过，耗伤中气，或胃阴不足等。呕吐的总病机是：胃失和降，气逆于上。正如《圣济总录·呕吐》云："呕吐者，胃气上而不下也。"

由于病因不同及体质差异，呕吐在临床上最当详辨虚实。实证呕吐起病多急，病程短，虚证呕吐发病较缓，病程较长；实证者邪气所干，虚证者功能减退；实证者祛邪为主，虚证者扶正为主。

分述如下：

（一）实证

1. 外邪犯胃

症状：发病急骤，突然呕吐，常伴发热恶寒，头身疼痛，胸脘满闷，苔白腻，脉濡缓。

治法：疏邪解表，芳香化湿。

选方：藿香正气散[277]加减。

2. 饮食停滞

症状：呕吐酸腐，脘腹胀满，嗳气厌食，得食后愈甚，吐后反快，大便秽臭或溏薄或秘结，苔厚腻，脉滑实。

治法：消食化滞，和胃降逆。

选方：保和丸[182]加减。

3. 痰饮内阻

症状：呕吐多为清水痰涎，头眩心悸，脘闷不食，苔白腻，脉滑。

治法：温化痰饮，和胃降逆。

选方：小半夏汤[24]合苓桂术甘汤[149]加减。

4. 肝气犯胃

症状：呕吐吞酸，嗳气频繁，胸胁闷痛，舌边红，苔薄腻，脉弦。

治法：疏肝和胃，降逆止呕。

选方：半夏厚朴汤[96]合左金丸[70]加减。

（二）虚证

1. 脾胃虚寒

症状：饮食稍有不慎即易吐出，时作时止，面白无华，倦怠乏力，口干而不欲饮，四肢不温，大便溏薄，舌质淡，脉濡数。

治法：温中健脾，和胃降逆。

选方：理中汤[223]加减。

2. 胃阴不足

症状：呕吐反复发作，时作干呕，口燥咽干，似饥而不欲食，舌红津少，脉多细数。

治法：滋养胃阴，降逆止呕。

选方：麦门冬汤[125]加减。

【方歌】

1. 藿香正气散
　 见"霍乱"。

2. 保和丸
　 见"厥证"。

3. 小半夏汤
金匮要略小半夏，半夏生姜配伍佳，
温化痰饮降胃逆，呕吐清涎效堪夸。

4. 苓桂术甘汤
　 见"心悸"。

5. 半夏厚朴汤
半夏厚朴气滞疏，茯苓生姜共紫苏，
痰凝气聚成梅核，降逆开郁气自舒。

6. 左金丸
黄连吴萸左金丸，肝经郁火此当餐，
胁痛吞酸还嗳气，辛开苦降冲逆安。

7. 理中汤（丸）
　 见"多寐"。

8. 麦门冬汤
　 见"肺痿"。

【附】 吐 酸

【要诀】

泛吐酸水有二端，香砂六君左金丸，

057

寒热加减灵便用，病机指示属于肝。

【释义】

吐酸为泛吐酸水，其病机与肝关系最为密切，正如《四明心法·吐酸》说："凡为吞酸尽属肝木曲直作酸也……然总是木气所致。"吐酸有寒热之分，总以治肝为主。

分述如下：

1. 热证

症状：吞酸时作，嗳腐气秽，两胁胀满，心烦易怒，咽干，口苦，苔黄，脉多弦数。

治法：泻肝清火。

选方：左金丸[70]为主方，或加白螺蛳壳、煅瓦楞子等以抑酸和胃。

2. 寒证

症状：吐酸而见胸脘胀闷，喜唾涎沫，嗳气臭腐，四肢不温，苔白，脉多弦缓。

治法：温养脾胃。

选方：香砂六君子汤[179]为主方，加吴茱萸以温散肝郁。

【方歌】

2. 香砂六君子汤

1. 左金丸
见"呕吐"。

四君子汤中和义，参术茯苓甘草比，
益以陈夏名六君，健脾化痰又理气，
香砂加入六君内，中虚有湿胃寒施。

第四节　噎　膈

【要诀】

噎膈病变食管区，噎即噎塞膈为拒，
酒食所伤忧思因，病机总属气痰瘀，
痰气交阻启膈用，通幽瘀血最相宜，
五汁津亏热结证，补气右归延生机。

【词解】

五汁：五汁安中饮（验方），非五汁饮（《温病条辨》）。

补气：补气运脾汤。

【释义】

噎即噎塞，指吞咽之时哽噎不顺；膈为格拒，指饮食不下，或食入即吐。噎虽可单独出现，但又为膈的前驱，故噎膈并称。

噎膈的病位在食管，属胃气所主。《古今医案按》引叶天士食管窄隘使然之说，即明确指出噎膈的基本病理改变为食管狭窄。

本证的形成因素主要有两种：第一种是忧思郁怒。忧思伤脾，脾伤气结，津液不布，聚而为痰，痰气交阻成瘀。痰瘀搏结，阻塞胃口，噎膈生焉。另一种是酒食所伤。酒食助湿生热，易酿痰浊，恣食辛香燥热，则易伤津燥血。前者使食管窄隘，后者使咽管干涩，均能妨碍咽食而发生噎膈。噎膈之病机总属气、痰、瘀交阻食管所致。

有反胃一证，古亦名"翻胃"，《金匮要略》名为"胃反"，症见食入之后，停留胃中不化，朝食则暮吐，暮食则朝吐。与噎膈之食不得入或食入即吐不同。

噎膈辨证首先应察其实虚。实者指气、痰、瘀三者互结于食管，虚者系指津血之日渐枯槁，如病程较久，实常转虚。治当权衡虚之程度，气、痰、瘀之微甚，适当处理。初期以标实为主，在治气、痰、瘀的同时，须加入滋阴养血润燥之品，后期以本虚为主，应根据津液枯槁及阳气衰弱的程度给予不同的治疗。

分述如下：

1. 痰气交阻

症状：吞咽梗阻，胸膈痞闷，情志舒畅时稍减，抑郁时加重，嗳气呃逆，呕吐痰涎，口干咽燥，舌质偏红，舌苔薄腻，脉弦滑。

治法：开郁，化痰，润燥。

选方：启膈散[139]加减。

2. 瘀血内结

症状：胸膈疼痛，食不得下或下而复吐出，甚至水饮难下，大便坚如羊屎，或吐出物如赤豆汁，面色晦滞，形体更为消瘦，肌肤枯燥，舌红少津或带青紫，脉细涩。

治法：滋阴养血，破结行瘀。

选方：通幽汤[217]加减。

3. 津亏热结

症状：吞咽梗涩而痛，固体食物难入，汤水可下，形体逐渐消瘦，口干咽燥，大便干结，五心烦热，舌质光红或带裂纹，脉弦细数。

治法：以滋养津液为主。

选方：五汁安中饮[41]加减。

4. 气虚阳微

症状：长期饮食不下，泛吐大量黏液白沫，面白无华，精神疲惫，形寒气短，泛吐清涎，面浮足肿，腹胀，舌淡、苔白，脉细弱。

治法：温补脾肾。

选方：温脾用补气运脾汤[144]加减，温肾用右归丸[72]加减。

【方歌】

1. 启膈散

启膈散中郁金用，沙参丹参贝荷苓，
杵头糠与砂仁壳，噎膈津枯燥结通。

2. 通幽汤

通幽汤中二地俱，桃仁红花归草濡，
升麻升清以降浊，噎塞便秘此方需。

3. 五汁安中饮

韭汁牛乳反胃滋，养营散瘀润肠奇，
五汁安中姜梨藕，三般加入用随意。

4. 补气运脾汤

补气运脾有四君，黄芪陈皮砂仁群，
生姜大枣半夏曲，运脾和胃此方论。

5. 右归丸

右归丸中地附桂，山药茱萸菟丝归，
杜仲鹿胶枸杞子，益火之源此方魁。

【附】 反 胃

【要诀】

食入反出胃家寒，丁香透膈治弗难，
更有下焦乏火化，附子理中益火源。

【词解】

胃家寒：《圣济总录·呕吐门》云："食入反出，是无火也。"

下焦乏火化：肾阳虚衰，釜底无薪，不能腐熟水谷。

【释义】

反胃是指食入之后，停留胃中，朝食暮吐，暮食朝吐，呕吐物皆属未经消化食物。

本病多因饮食不节，饥饱失常，嗜食生冷，损及脾阳，或忧愁思虑，伤及脾胃，以致中焦虚寒，不能消化谷食，饮食停留，终致呕吐而出。如反胃日久，可导致肾阳亦虚，所谓下焦火衰，釜底无薪，不能腐熟水谷，则病情更为严重。

分述如下：

1. 脾胃虚寒

症状：食后脘腹胀满，朝食暮吐，暮食朝吐，吐出物宿谷不化，吐出即觉舒适，神疲乏力，面色少华，舌淡、苔薄，脉细软无力。

治法：温中健脾，降气和胃。

选方：丁沉透膈散[8]加减。

2. 肾阳虚衰

症状：朝食暮吐，暮食朝吐，吐出物宿谷不化，面色㿠白无华，四肢清冷，舌淡白，脉沉细。

治法：益火之源，温运脾阳。

选方：附子理中丸[146]加吴萸、丁香、肉桂。

【方歌】

1. 丁沉透膈散

丁沉透膈丁沉香，藿香香附和木香，
参术芽曲青陈夏，肉蔻砂果朴甘尝。

2. 附子理中丸
见"霍乱"。

第五节 呃 逆

【要诀】

胃气上逆呃呃呃，食乖正亏志不和，
实证胃寒或火逆，丁香竹叶柿蒂多，
若属气机郁滞型，五磨顺气勿蹉跎，
更有阳虚理中施，阴虚益胃功效卓。

【词解】

呃呃呃：指喉间"呃呃呃"声短而频的声响。

食乖：饮食不节。

志不和：情志不和。

柿蒂多：加柿蒂。

【释义】

呃逆是指胃气上逆动膈，气逆上冲，喉间呃呃连声，声短而频，令人不能自制为特征的病证，古名称"哕"。

引起呃逆的病因，有饮食不节、正气亏虚、情志不和等方面，肺气失于宣通，在发病过程中也起了一定的作用。呃逆的病机，由胃气上逆动膈，膈间气机不利而发。

呃逆轻重悬殊。如偶然发作，大多轻浅，常可自停，或者刺鼻取嚏，或者突然惊吓，或者闭气不出，皆可取效。若持续连声，及时用药施治，始可渐平。若在某些疾病的严重阶段出现，即所谓"土败胃绝"，预后欠佳。

呃逆应与干呕和嗳气加以区别。干呕为有声无物而呕吐涎沫之症，嗳为胃气因郁阻而上升有声之症，张景岳称为"饱食之息"。

呃逆在辨证上首先应掌握虚实，分辨寒热。在治疗方面，则以理气和胃，降逆平呃为主。

分述如下：

（一）实证

1. 胃中寒冷

症状：呃声沉缓有力，膈间及胃脘不舒，得热则减，得寒更甚，食欲减少，口中和而不渴，舌苔白润，脉迟缓。

治法：温中祛寒止呃。

选方：丁香散[7]加减。

2. 胃火上逆

症状：呃声洪亮，冲逆而出，口臭烦渴，喜冷饮，小便短赤，大便秘结，舌苔黄，脉滑数。

治法：清降泻热止呃。

选方：竹叶石膏汤[116]加柿蒂、竹茹。

3. 气机郁滞

症状：呃逆连声，常因情志不畅而诱发或加重，伴有胸闷，纳减，脘胁胀闷，肠鸣矢气，舌苔薄白，脉弦。

治法：顺气降逆。

选方：五磨饮子[39]加减。

（二）虚证

1. 脾胃阳虚

症状：呃声低弱无力，气不得续，面色苍白，手足不温，食少困倦，舌淡、苔白，脉沉细弱。

治法：温补脾胃，和中降逆。

选方：理中丸[223]加吴茱萸、丁香。

2. 胃阴不适

症状：呃声急促而不连续，口干舌燥，烦躁不安，舌质红而干或有裂纹，脉细数。

治法：生津养胃止呃。

选方：益胃汤[210]加枇杷叶、石斛、柿蒂。

【方歌】

1. 丁香散	2. 竹叶石膏汤
古今医统丁香散，丁柿良姜炙草参， 呃声沉缓脘不舒，温胃降逆散中寒。	竹叶石膏竹石君，人参麦冬共为臣， 半夏为佐粳米草，清热益气津自珍。

3. 五磨饮子	4. 理中汤（丸）	5. 益胃汤
见"喘证"。	见"多寐"。	见"痞满"。

第六节　腹　痛

【要诀】

腹痛脏腑部位分，气血寒热虚实因，
寒则良附热承气，虚则温补建中饮，
实痛疏肝气不运，日久少腹除瘀根，
另有食积保和丸，通字义广法度深。

【词解】
脏腑：此指腹内脏腑，包括肝、胆、脾、大小肠、肾、膀胱等。
气血：此指气滞、血瘀。

【释义】
腹痛是指胃脘以下、耻骨毛际以上的部位发生疼痛为主症的病证。

本节所论乃内科常见之腹痛，痢疾、霍乱、积聚、虫证等引起的腹痛，可参阅有关章节。

腹痛的发生主要是外感时邪、饮食不节、情志失调及素体阳虚等导致的气机郁滞，脉络痹阻，或脏腑经脉失养，不荣而痛。

腹痛的临床辨证主要是辨别其寒、热、虚、实，在气在血，在腑在脏。一般而论，得热痛减为寒，得寒痛减为热；虚痛喜按，实痛拒按，饥则痛为虚，饱则痛为实。四者往往相互错杂，或寒热交错，或虚实夹杂，或为虚寒，或为实热。气滞腹部胀痛，痛无定处；血瘀腹部刺痛，固定不移。从部位辨证，少腹疼痛，掣及两胁，多属肝胆病；小腹痛及脐周多属脾胃、小肠、肾、膀胱的病变。

腹痛之治多以"通"字立法。"通"字义广，并非单指攻下通利而言。《医学真传》云："夫通则不痛，理也。但通之之法，各有不同。调气以和血，调血以和气，通也；下逆者使之上行，中结者使之旁达，亦通也；虚者助之使通，寒者温之使通，无非通之之法也。若必以下泻为通，则妄矣。"此为"通则不痛"之真义，临证时必须灵活掌握。如根据叶天士"久痛入络"之说，采取辛润活血通络之法，对缠绵不愈之腹痛，尤为常用。

分述如下：

1. 寒邪内阻

症状：腹痛来势急暴，得温则减，遇冷更甚，口和不渴，小便清利，大便可或溏薄，舌苔白腻，脉沉紧。

治法：温中散寒。

选方：良附丸[138]合正气天香散[62]加减。

2. 湿热壅滞

症状：腹痛拒按，胸闷不舒，大便秘结或溏滞不爽，烦渴引饮，潮热出汗，小便短赤，脉濡数。

治法：泻热通腑。

选方：大承气汤[21]加减。

3. 中脏虚寒

症状：腹痛绵绵，时作时止，喜热恶冷，痛时喜按，饥饿劳累后更甚，得食或休息后稍减，大便溏薄，兼有神疲、气短、怯寒等症，舌淡，苔白，脉沉细。

治法：温中补虚，和里缓急。

选方：小建中汤[26]加减。

4. 饮食积滞

症状：脘腹胀满，疼痛拒按，嗳腐吞酸，恶食，或痛而欲泻，泻后痛减，或大便秘结，舌苔腻，脉滑实。

治法：消食导滞。

选方：保和丸[182]加减。

5. 气滞血瘀

症状：以气滞为主者，证见脘腹胀满而闷或痛，走窜不定，痛引少腹，得暖气或矢气则胀痛酌减，遇怒则剧，脉弦，苔薄；以血瘀为主者，痛势较剧，痛有定处，固定不移，舌质青紫，脉弦或涩。

治法：以气滞为主者疏肝理气；血瘀为主者活血化瘀。

选方：气滞者用柴胡疏肝散[203]；血瘀者用少腹逐瘀汤[45]加减。

【方歌】

1. 良附丸
　　见"胃痛"。

2. 正气天香散
正气天香出河间，理气止痛温中寒，
乌药香附干姜入，紫苏陈皮效非凡。

3. 大承气汤
大承气汤用硝黄，配以枳朴泻力强，
阳明腑实真阴灼，急下存阴第一方。

4. 小建中汤
小建中汤芍药多，桂枝甘草姜枣和，
更加饴糖补中气，虚劳腹痛服之瘥。

5. 保和丸　　　6. 柴胡疏肝散
见"厥证"。　　　见"胃痛"。

7. 少腹逐瘀汤
少腹逐瘀茴香姜，官桂四物去地黄，
没药延胡失笑配，经暗腹痛急煎尝。

第七节　泄　泻

【要诀】

泄泻便稀更衣繁，湿胜脾虚最关键，
藿香正气除寒湿，湿热葛根汤芩连，
痛泻要方肝乘脾，保和食滞肠胃间，
参苓白术脾胃弱，四神泻在黎明前。

【词解】

更衣繁：繁，多。更衣繁指大便次数增多。

葛根汤芩连：葛根芩连汤。

【释义】

泄泻是指排便次数增多，粪便稀薄或完谷不化，甚至泻出如水样为主症的病证。前贤以大便溏薄而势缓者为泄，大便清稀如水而直下者为泻。本病一年四季均可发生，但以夏秋两季为多见。

泄泻的主要病变在于脾胃与大小肠。其病因有感受外邪、饮食所伤、情志失调等，但主要关键在于脾胃功能障碍。外邪影响、脾胃本身虚弱、肝脾不和，以及肾阳不足等，均可导致脾胃功能失常而发生泄泻。脾虚湿盛是导致本病发生的关键因素。本病外因与湿邪关系最大，"湿土之气，同类相召"，湿邪侵入，损伤脾胃，运化失常，所谓"湿盛则濡泻"。内因则与脾虚关系最为密切，脾虚失运，水谷不化，湿浊内生，混杂而下，发生泄泻。故《景岳全书·泄泻》所谓："泄泻之本，无不由于脾胃。"泄泻多在脾虚的基础上产生，脾虚失运，可造成湿盛，而湿盛又可影响脾的运化，脾虚与湿盛是相互影响，互为因果的。

本病辨证时应首先区别寒、热、虚、实。一般而言，大便清稀，完谷不化，多属寒证；大便色黄褐而臭、泻下急迫，肛门灼热，多属热证；泻下腹痛，痛势急迫拒按，泻后痛减，多属实证；病程较长，腹痛不甚，喜温喜按，神疲肢冷，多属虚证。

泄泻的治疗大法为运脾化湿。急性泄泻重在祛湿，慢性泄泻重在健脾。李中梓在《医宗必读·泄泻》中提出著名的治泻九法，即淡渗、升提、清凉、疏利、甘缓、酸收、燥脾、温肾、固涩。此法在治法上比以往有了很大的发展，在泄泻的治疗上达到了辉煌的高峰，堪称经典之论。

分述如下：

（一）暴泻

1. 寒湿泄泻

症状：泄泻清稀，甚如水样，腹痛肠鸣，脘闷食少，或并有恶寒发热，鼻塞头痛，肢体酸痛，苔薄白或白腻，脉濡缓。

治法：散寒化湿。

选方：藿香正气散[277]加减。

2. 湿热泄泻

症状：泄泻腹痛，泻下急迫，或泻而不爽，粪色黄褐而臭，肛门灼热，烦热口渴，小便短黄，舌苔黄腻，脉濡数或滑数。

治法：清热利湿。

选方：葛根芩连汤[254]加减。

3. 伤食泄泻

症状：腹痛肠鸣，泻下粪便臭如败卵，泻后痛减，伴有不消化之物，脘腹痞满，嗳腐酸臭，不思饮食，舌苔垢浊或厚腻，脉滑。

治法：消食导滞。

选方：保和丸[182]加减。

（二）久泻

1. 肝气乘脾

症状：平时多胸胁胀闷，嗳气食少。每因抑郁恼怒或情绪紧张之时发生，腹痛泄泻，腹中雷鸣，攻窜作痛，矢气频作，舌淡红，脉弦。

治法：抑肝扶脾。

选方：痛泻要方[257]加减。

2. 脾胃虚弱

症状：大便时溏时泻，水谷不化，稍进油腻之物，则大便次数增多，饮食减少，脘腹胀闷不舒，面色萎黄，肢倦乏力，舌淡，苔白，脉细弱。

治法：健脾益胃。

选方：参苓白术散[165]加减。

3. 肾阳虚衰

症状：泄泻多在黎明前，腹部作痛，肠鸣即泻，泻后则安，形寒肢冷，腰膝酸软，舌淡，苔白，脉沉细。

治法：温肾健脾，固涩止泻。

选方：四神丸[81]加减。

【方歌】

1. 藿香正气散
见"霍乱"。

2. 葛根芩连汤
葛根黄芩黄连汤，再加甘草共煎尝，
邪陷阳明成热痢，解表清利保安康。

3. 保和丸
见"厥证"。

4. 痛泻要方
痛泻要方白术芍，陈皮防风四味合，
土虚木贼致痛泻，崇土伐木肝脾和。

5. 参苓白术散
参苓白术四君添，山药扁豆苡仁莲，
砂仁桔梗共十味，脾虚泄泻此方擅。

6. 四神丸
四神故纸吴茱萸，肉蔻煨用五味需，
大枣须同姜煮烂，五更肾泻火衰扶。

第八节 便 秘

【要诀】

便秘脾肾关系密，胃肠传导论病机，
不通艰涩便时长，治分热冷与气虚，
热结麻丸冷济川，气结六磨能解急，
黄芪汤擅气不运，尊生润肠治血虚。

【词解】

不通：大便秘结不通。

艰涩：大便艰涩不畅。

便时长：排便时间延长。

气虚：此处指气秘和虚秘，虚秘包括气虚和血虚等所致之便秘。

【释义】

便秘是指大便在肠内滞留过久，秘结不通，排便时间或排便间隔时间延长，或大便艰涩不畅的一种病证。便秘的一般临床表现是：大便次数减少，经常三五日或六七日，甚至更久，方才大便一次。或者虽然次数不减，但粪质干燥坚硬，排出困难。亦有少数患者，虽有便意，且大便并不干硬，但排便困难，不能顺利排出，亦属便秘范围。便秘是临床上的常见症状，可见于多种急慢性疾病中。本篇所论是以便秘为主要症状的病证。

便秘的主要病机是胃肠传导功能失常，但与脾及肾脏的关系亦很密切，其发病原因有燥热内结、津液不足、情志失和、气机郁滞，以及劳倦内伤、身体衰弱、气血不足等。

本病可分为热秘、冷秘、气秘和虚秘四大类型。若按虚实分类，则实证包括热秘和气秘，虚证包括气虚、血虚等。诸秘临床各有特点，应详审细查。便秘的治疗，并非单纯通下就能完全解决问题，而是必须审查其不同的原因，采用不同的治疗方法。

分述如下：

1. 热秘

症状：大便干结，小便短赤，面赤身热，口臭唇疮，或兼有腹胀腹痛，舌质红、舌苔黄或黄燥，脉滑数实。

治法：清热润肠。

选方：麻子仁丸[234]加减。

2. 冷秘

症状：大便艰涩，排出困难，小便清长，面色无华，四肢不温，喜热怕冷，腹中冷痛，或腰背酸冷，舌质淡、舌苔白润，脉沉迟。

治法：温阳通便。

选方：济川煎[189]加肉桂。

3. 气秘

症状：大便秘结，欲便不得，嗳气频作，胸胁痞满，甚则腹中胀痛，纳食减少，舌苔薄腻，脉弦。

治法：顺气行滞。

选方：六磨汤[55]加减。

4. 气虚

症状：虽有便意，临厕努挣乏力，挣则汗出短气，便后疲乏，大便并不干硬，面白无华，神疲气怯，舌淡嫩、苔薄，脉虚。

治法：益气润肠。

选方：黄芪汤[226]加减。

5. 血虚

症状：大便秘结，面色无华，头晕目眩，心悸，唇舌淡，脉细涩。

治法：养血润燥。

选方：润肠丸[215]加减。

【方歌】

1. 麻子仁丸

麻子仁丸治脾约，枳朴大黄麻杏芍，
土燥津枯便难解，润肠泻热诸症却。

3. 六磨汤

四磨饮治七情侵，人参乌药及槟沉，
去参加入木香枳，五磨饮子白酒斟，
六磨汤内加大黄，气滞便秘亦能医。

5. 润肠丸

润肠丸用归枳壳，生地桃麻两仁和，
劳倦纳呆便秘涩，蜜丸嚼服功效卓。

2. 济川煎

济川归膝肉苁蓉，泽泻升麻枳壳从，
阴虚血弱肠中燥，滋阴养血便自通。

4. 黄芪汤

黄芪汤源金匮翼，益气润肠擅虚秘，
临厕努挣乏力下，黄芪陈皮麻仁蜜。

第五章　肝系病证

第一节　黄　疸

【要诀】

> 黄疸病由湿邪生，色分暗滞与鲜明，
> 阳黄热重茵陈施，湿多甘露配五苓，
> 急黄毒盛犀角解，阴黄术附寒湿凝，
> 尚有木郁瘀血积，逍遥鳖甲随症定。

【词解】

茵陈：茵陈蒿汤。

五苓：茵陈五苓散。

术附：茵陈术附汤。

【释义】

黄疸是以目黄、身黄、小便黄为主症的一种病证。其中，以目睛黄染为本病的主要特征，一般是两目先黄，继则遍及全身。

黄疸的病因多与感受时邪疫毒、饮食不节、脾胃虚寒有关，且互有关联。黄疸的病机关键是湿，《金匮要略·黄疸病脉证并治》指出："黄家所得，从湿得之。"由于湿阻中焦，脾胃升降失常，影响肝胆的疏泄，以致胆液不循常道，渗入血液，溢于肌肤，而发生黄疸。

黄疸的分类以阴阳为纲，阳黄鲜明，阴黄暗滞。阳黄多因湿热郁蒸，胆汁外溢肌肤而发黄；急黄乃是由于湿热夹毒，热毒炽盛，迫使胆汁外溢肌肤所致；阴黄多因寒湿阻遏，脾阳不振，胆汁外溢所致。阳黄之人，阳盛热重，平素胃火偏旺，湿从热化而致湿热为患；急黄之人，乃是热毒炽盛，邪入营血所致；阴黄之人，阴盛寒盛，平素脾阳不足，湿从寒化而致寒湿为患。黄疸日久又可导致木郁脾虚，肝脾两病，或因气滞血瘀，湿浊残留，结于胁下而致肝郁血瘀证。

从黄疸涉及的主要脏腑来看，不外脾胃肝胆，且往往是由脾胃而涉及肝胆。

黄疸应与萎黄相鉴别：萎黄的主症是两目和小便均不黄，肌肤没有鲜明和晦暗的不同，而常呈淡黄色，干萎无光泽，且常常伴有眩晕耳鸣、心悸少寐等症状。

黄疸的治疗，主要为化湿邪，利小便。化湿可以退黄，湿热者清热化湿，寒湿者则温中化湿。利小便主要是通过淡渗利湿，以达到湿祛黄退的目的。正如《金匮要略·黄疸病脉证并治》中所说："诸病黄家，但利其小便。"至于急黄热毒炽盛，邪入心营，又当以清热解毒，凉营开窍为法。

分述如下：

（一）阳黄

1. 热重于湿

症状：身目俱黄，黄如橘色鲜明，发热口渴，腹部胀满，口干而苦，恶心欲吐，或见心中懊憹，心神不宁，小便短赤，大便秘结，舌苔黄腻，脉弦数。

治法：清热利湿，佐以通腑。

选方：茵陈蒿汤[171]加味。

2. 湿重于热

症状：身目俱黄，但不如热重于湿者鲜明，头身重困，脘闷痞满，食欲减退，恶心呕吐，腹胀或大便溏垢，舌苔厚腻微黄，脉弦滑或濡缓。

治法：利湿化浊，佐以清热。

选方：茵陈五苓散[172]合甘露消毒丹[67]加减。

3. 疫毒炽盛（急黄）

症状：发病急骤，黄疸迅猛，其色深重如金，高热烦渴，胁痛胀满，神昏谵语，或见衄血、便血，或肌肤出现瘀斑，舌质红绛、苔黄而燥，脉弦滑数或细数。

治法：清热解毒，凉营开窍。

选方：犀角散[261]加味。

（二）阴黄

1. 寒湿阻遏

症状：身目俱黄，黄色晦暗，或如烟熏，纳少脘闷，大便不实，神疲畏寒，口淡不渴，舌质淡，苔腻，脉濡缓或沉迟。

治法：健脾和胃，温化寒湿。

选方：茵陈术附汤[173]加味。

2. 木郁脾虚

症状：脘腹作胀，胁肋疼痛，不思饮食，肢体困倦，大便时秘时溏，脉见弦细。

治法：疏肝扶脾。

选方：逍遥散[207]加减。

3. 血瘀肝郁

症状：身目发黄而晦暗，面色黧黑，胁下癥块，胁肋刺痛拒按，或隐痛不休，舌质紫暗或有瘀斑、苔或白或黄，脉弦涩或细涩。

治法：活血化瘀。

选方：鳖甲煎丸[279]，并可配服逍遥散[207]。

黄疸患者的饮食宜新鲜清淡，不宜过食肥腻甘甜，忌饮酒和辛辣刺激食物，特别要注意休息，谨防劳累，并保持性情乐观，方才有利于病体康复。

【方歌】

1. 茵陈蒿汤

茵陈蒿汤大黄栀，瘀热阳黄此方施，
便难尿赤腹胀满，清热利湿总相依。

2. 茵陈五苓散

茵陈五苓金匮方，化气行水五苓襄，
清利湿热茵陈主，湿重于热黄疸商。

3. 甘露消毒丹

甘露消毒蔻藿香，茵陈滑石木通菖，
芩翘贝母射干薄，湿热留连正治方。

4. 犀角散

犀角散用犀黄连，升麻山栀茵陈全，
清热解毒开机窍，急黄危重此方先。

5. 茵陈术附汤

医学心悟茵术附，干姜甘草肉桂辅，
健脾和胃温寒湿，阴黄此方病可除。

6. 逍遥散

逍遥散中当归芍，柴苓术草加姜荷，
疏肝养血又健脾，丹栀加之清肝火。

7. 鳖甲煎丸

见"疟疾"。

【附】 萎 黄

【要诀】

萎黄肌肤淡黄色，倦怠干萎无光泽，
黄芪建中或养营，调理脾胃为要则。

【词解】

养营：人参养营汤。

【释义】

萎黄的主要症状为两目不黄，周身肌肤呈淡黄色，干萎无光泽，小便通畅而色不黄，倦怠乏力，眩晕耳鸣，心悸少寐，大便时时溏薄，舌淡苔薄，脉濡细。

本病是由于虫积食滞导致脾土虚弱，水谷不能化生精微。气血衰少，既不能滋润皮肤肌肉，又不能营养脏腑，以致肌肤萎黄无光泽。此外，失血过多，或大病之后，血亏气耗，以致气血不足而发本病者，临床亦属常见。

在治疗上主要是调理脾胃，益气补血，可用黄芪建中汤[227]或人参养营汤[13]之类。由钩虫引起者还应给予驱虫治疗。

【方歌】

1. 黄芪建中汤
   见"胃痛"。

2. 人参养营汤
   见"胸痹"。

第二节　胁　痛

【要诀】

胁痛病变主肝胆，实多虚少气血辨，
滞瘀湿热肝阴虚，以通为主虚滋肝，
气郁当疏柴肝散，瘀血旋覆汤复元，
肝胆湿热龙胆妙，养阴柔肝一贯煎。

【词解】

柴肝：柴胡疏肝散。

旋覆：旋覆花汤。

龙胆：龙胆泻肝汤。

【释义】

胁痛是以一侧或两侧胁痛为主要表现的病证，是临床比较多见的一种自觉症状。

胁痛的病变脏腑主要在于肝胆。肝居胁下，其经脉布于两胁，胆附于肝，其脉亦循于胁，故胁痛之病，主要责之于肝胆。肝主疏泄，性喜条达，故情志失调，肝气郁结，或气郁日久，气滞血瘀，或肝阴不足，络脉失养，或湿热内郁，疏泄不利等，均可导致胁痛。

胁痛病证，虚实皆有，而以实证多见。其辨证当以气血为主，要分清气滞、血瘀之不同。胀痛多属气郁，且疼痛游走不定；刺痛多属血瘀，而痛有定所；隐痛多属阴虚，其痛绵绵。若属湿热性质之胁痛，多疼痛剧烈，且伴有口苦、苔黄。气滞、血瘀、湿热而致的胁痛，一般为实证；肝阴不足而致

第五章 肝系病证

073

的胁痛，则为虚证。

胁痛之治，根据"通则不痛"的理论，以通为主。实证多采用理气、化瘀、清热、利湿等法，虚证则以滋阴柔肝为治，同时亦可适当加入理气之品，以疏通肝气，提高疗效。

分述如下：

1. 肝气郁结

症状：胁肋以胀痛为主，走窜不定，甚则引及胸背肩臂，疼痛每因情志而增减，胸闷气短，纳差，嗳气，苔薄，脉弦。

治法：疏肝理气。

选方：柴胡疏肝散[203]加减。

2. 瘀血阻络

症状：胁肋刺痛，痛有定处，入夜更甚，胁肋下或见癥块，舌质紫暗，脉沉涩。

治法：祛瘀通络。

选方：旋覆花汤[238]或复元活血汤[180]加减。

3. 肝胆湿热

症状：胁肋胀痛或灼热疼痛，口苦口黏，胸闷纳呆，恶心呕吐，目赤或目黄，身黄，小便黄赤，舌苔黄腻，脉弦滑数。

治法：清热利湿。

选方：龙胆泻肝汤[74]加减。

4. 肝络失养

症状：胁肋隐痛，悠悠不休，遇劳加重，口干咽燥，心中烦热，头晕目眩，舌红、少苔，脉细弦而数。

治法：养阴柔肝。

选方：一贯煎[1]加减。

【方歌】

1. 柴胡疏肝散
　　见"胃痛"。

3. 复元活血汤
复元活血用柴胡，花粉当归山甲扶，
桃红黄草煎加酒，损伤瘀滞总能除。

2. 旋覆花汤
旋覆花汤源金匮，覆花新绛葱白配，
或以茜草易新绛，行气通络规矩垂。

4. 龙胆泻肝汤　　5. 一贯煎
　　见"不寐"。　　　　见"胃痛"。

第三节 胆 胀

【要诀】

> 胆胀气机失通降，右胁胀痛病程长，
> 恶心嗳气善太息，肝胆气郁柴胡尝，
> 四逆失笑气血瘀，胆腑郁热大柴汤，
> 湿热茵陈蒿加味，一贯理中郁阴阳。

【词解】

柴胡：柴胡疏肝散。

大柴汤：大柴胡汤。

茵陈蒿：指茵陈蒿汤。

郁阴阳：阴虚郁滞和阳虚郁滞。

【释义】

胆胀是指胆腑气机通降失常所引起的，以右胁胀痛为主要临床表现的一种病证。

胆胀的症状特征是右上腹胀满疼痛，病程长，反复发作，同时伴发恶心、嗳气、腹胀、善太息等。胆胀的发病多有诱因，如饱餐油腻、恼怒、劳累等。

胆胀应与胁痛相鉴别。胁痛是以两胁肋疼痛为主症，多种原因皆可引起；胆胀则以右上腹胀痛为主症，伴口苦、嗳气等，以胆腑气机通降失常为主。

胆胀的病因主要有饮食偏嗜、忧思暴怒、外邪侵袭、湿热久蕴、煎熬胆汁等方面。胆胀的病位在胆腑，与肝胃关系最为密切，其病机关键是胆腑气机通降失常。胆胀临床以辨虚实为要点，尤以气滞、瘀血、结石、气血不足、阴亏火灼为关键。

胆胀的治疗原则为疏肝利胆，和降通腑。虚者补中不离宣通，实者利胆要兼疏肝。所以疏肝又为治疗胆胀的基本原则。

分述如下：

1. 肝胆气郁

症状：右胁胀满疼痛，连及右肩，遇怒加重，胸闷，善太息，嗳气频作，吞酸嗳腐，苔白腻，脉弦大。

治法：疏肝利胆，理气通降。

选方：柴胡疏肝散[203]加减。

2. 气滞血瘀

症状：右胁胀满刺痛较剧，痛有定处而拒按，面色晦暗，口干口苦，舌质紫暗或舌边有瘀斑，脉弦细涩。

治法：活血化瘀，理气利胆。

选方：四逆散[80]合失笑散[88]加减。

3. 胆腑郁热

症状：右胁部灼热疼痛，口苦咽干，面红目赤，大便秘结，小溲短赤，心烦易怒，舌红、苔黄厚而干，脉弦数。

治法：清泻肝胆，解郁止痛。

选方：大柴胡汤[23]加减。

4. 肝胆湿热

症状：右胁胀满疼痛，胸闷纳呆，恶心呕吐，口苦心烦，大便黏滞，或见黄疸，舌红、苔黄腻，脉弦滑。

治法：疏肝利胆，清热利湿。

选方：茵陈蒿汤[171]加味。

5. 阴虚郁滞

症状：右胁隐隐作痛，或略有灼热感，口燥咽干，急躁易怒，胸中烦热，头晕目眩，午后低热，舌红少苔，脉细数。

治法：疏肝利胆，滋阴清热。

选方：一贯煎[1]加味。

6. 阳虚郁滞

症状：右胁隐隐胀痛，时作时止，脘腹胀满，呕吐清涎，畏寒肢冷，神疲气短，乏力倦怠，舌淡、苔白腻，脉弦弱无力。

治法：调肝利胆，温阳益气。

选方：理中汤[223]加味。

【方歌】

1. 柴胡疏肝散
　见"胃痛"。

2. 四逆散
四逆散中柴胡芍，枳实甘草四味药，
阳郁厥逆脘腹痛，疏肝泻热功效卓。

3. 失笑散　　　4. 大柴胡汤　　　5. 茵陈蒿汤　　　6. 一贯煎
见"胃痛"。　　见"外感发热"。　　见"黄疸"。　　　见"胃痛"。

7. 理中汤（丸）
　见"多寐"。

第四节 积 聚

【要诀】

腹内结块胀或痛，积聚病形各不同，
聚证肝郁逍遥主，六磨食滞痰阻通，
积初金铃失笑合，日久酌补膈下攻，
正虚八珍化积施，重证切记图缓功。

【词解】

金铃：此指金铃子散。

膈下：此指膈下逐瘀汤。

【释义】

积聚是腹内结块，或痛或胀的病证。积和聚有不同的病形和病机：积是有形，固定不移，痛有定处，病属血分，乃为脏病；聚是无形，聚散无常，痛无定处，病属气分，乃为腑病。积聚亦称为癥瘕，《诸病源候论·癥瘕病诸候》指出："其病不动者，名为癥；若病虽有结瘕而可推移者，名为瘕，瘕者假也。"《杂病广要·积聚》："癥即积，瘕即聚。"

积聚的发生，多由情志郁结，饮食所伤，寒湿外袭及病后体虚，或黄疸、疟疾等经久不愈，以致肝脾受损，脏腑失和，气机阻滞，瘀血内停，或兼痰湿凝滞，而成积聚。聚证以气机阻滞为主，积证以瘀血凝滞为主。但气滞日久，可致血瘀而成有形之积，积块形成亦必阻滞气机，故积聚在病机上有区别，亦有一定联系。积聚日久，均可导致正虚，一般初病多实，久病多虚。

积聚的主要病机是气滞而导致血瘀内结，至于湿热、风寒、痰浊均是促成气滞血瘀的间接因素。同时本病的形成和病机演变与正气强弱密切相关，一般初期多实，久则虚实夹杂，后则正虚邪实。

积聚与痞满应当鉴别：痞满是一种自觉症状，感觉腹部（主要是胃脘部）痞塞不通，胀满难忍，但不能触及块物。

积聚的治疗必须掌握正虚与邪实的关系，分初、中、末三个阶段施治。初期邪实正未衰，以攻为主，中期邪伤正气，则宜攻补兼施，末期正气大伤，应在培补气血以扶正的基础上，酌情加攻瘀之剂。攻药可用消积、软坚、化瘀之品以达逐渐化积，不可妄用下药。

分述如下：

（一）聚证

1. 肝气郁滞

症状：腹中结块柔软，时聚时散，攻窜胀满，脘胁之间时或不适，苔薄，脉弦。

治法：疏肝解郁，行气消聚。

选方：逍遥散[207]为主方。

2. 食滞痰阻

症状：腹胀或痛，时有如条状物聚起在腹部，重按则胀痛更甚，便秘，纳呆，舌苔薄，脉弦滑。

治法：导滞通便，理气化痰。

选方：六磨汤[55]为主方。

（二）积证

1. 气滞血阻

症状：见积证初起，此时积块软而不坚，固着不移，胀痛并见，舌苔薄，脉弦。

治法：理气活血，通络消积。

选方：金铃子散[153]合失笑散[88]加减。

2. 瘀血内结

症状：腹部积块日久，明显增大，硬痛不移，面暗消瘦，纳减乏力，时有寒热，女子或月事不下，舌质紫或见瘀点、舌苔薄边暗，脉细涩。

治法：祛痰软坚，攻补兼施。

选方：膈下逐瘀汤[268]。同时应酌情调补脾胃，可与六君子汤[56]间服。

3. 正虚瘀结

症状：久病体弱，积块坚硬，隐痛或剧痛，逐渐加剧，面色萎黄或黧黑，消瘦脱形，饮食大减，舌质淡紫、舌光无苔，脉细数或弦细。

治法：大补气血，活血化瘀。

选方：八珍汤[12]合化积丸[49]加减。

【方歌】

1. 逍遥散
见"黄疸"。

2. 六磨汤
见"便秘"。

3. 金铃子散
金铃延胡等分研，黄酒调服或水煎，
心腹诸痛由热郁，降热开郁痛自蠲。

4. 失笑散
见"胃痛"。

5. 膈下逐瘀汤
膈下医林改错方，逐瘀行气灵乌良，
丹皮附枳延胡草，桃红四物去地襄。

6. 八珍汤

双补气血八珍汤，四君四物合成方，
煎加姜枣调营卫，气血亏虚服之康。

7. 化积丸

化积丸中棱莪魏，海浮香附雄黄随，
槟苏瓦楞五灵脂，软坚破瘀丸缓推。

第五节　臌　胀

【要诀】

臌胀气血水交凝，肝脾肾脏常俱病，
气滞柴胡胃苓选，水湿实脾温而行，
水热中满合茵陈，肝脾血瘀需调营，
六味膈下主阴虚，脾肾阳虚附五苓。

【词解】

气血水：臌胀的病机如《医门法律》所云："水裹，气结，血瘀。"
柴胡：柴胡疏肝散。
茵陈：茵陈五苓散。
附：附子理中丸。

【释义】

臌胀是根据腹部膨隆如鼓而名，以腹大胀满，绷紧如鼓，皮色苍黄，脉络暴露为特征。本病的病因主要有酒食不节、情志所伤、虫毒感染，以及他病续发（如黄疸积聚等病迁延而成）等因素。其病机主要是肝、脾、肾三脏受病，气、血、水瘀积腹内，以致腹部日渐胀大，而成臌胀。臌胀前人根据病因病机有"气臌""水臌""血臌""虫臌"之称，但气、血、水三者，每互相牵连为患，仅有主次之分，而非单独为病。清代何梦瑶《医碥·肿胀》记载："气水血三者，病常相因，有先病气滞而后血结者；有病血结而后气滞者；有先病水肿而血随败者；有先病血结而水随蓄者。"

本病多本虚标实，虚实互见，故攻补兼施为基本治则，补虚不忘实，泻实不忘虚。本病的发病初期一般多为肝脾失调，气滞湿阻。根据病机分清气滞、血瘀、湿热和寒湿的偏盛，分别采用理气祛湿、行气活血、健脾利水等法，必要时亦可暂时用峻下剂逐水。病程日久，或素体虚弱，出现脾肾阳虚或肝肾阴虚时，治宜健脾温肾和滋养肝肾。

本病还应特别注意精神和生活上的调摄，《沈氏尊生书》云："先令却盐味，厚衣衾，断妄想，禁忿怒。"

分述如下：

1. 气滞湿阻

症状：腹胀按之不坚，胁下胀满或疼痛，饮食减少，食后作胀，嗳气不舒，小便短少，舌苔白腻，脉弦。

治法：疏肝理气，行湿散满。

选方：柴胡疏肝散[203]合胃苓汤[177]加减。如胁下胀满，疼痛较重，胸闷气短，脉弦，肝气郁滞为主者，可用柴胡疏肝散；如食少腹胀甚，小便短少，舌苔腻、质淡体胖，脉弦滑，脾虚湿阻为主者，可用胃苓汤。

2. 水湿困脾

症状：腹大胀满，按之如囊裹水，甚则颜面微浮，下肢水肿，脘腹痞胀，得热稍舒，精神困倦，怯寒懒动，小便少，大便溏，舌苔白腻，脉缓。

治法：温中健脾，行气利水。

选方：实脾饮[160]加减。

3. 水热蕴结

症状：腹大坚满，脘腹撑急，烦热口苦，渴不欲饮，或有面目皮肤发黄，小便赤涩，大便秘结或溏垢，舌边尖红、苔黄腻或兼灰黑，脉弦数。

治法：清热利湿，攻下逐水。

选方：清热利湿宜用中满分消丸[46]合茵陈蒿汤[171]；攻下逐水可暂用舟车丸[118]，得泄即止。

4. 肝脾血瘀

症状：腹大坚满，脉络怒张，胁下癥结痛如针刺，面色暗黑，面颈胸臂有血痣，呈纹丝状，手掌赤痕，唇色紫褐，口渴，饮水不能下，大便色黑，舌质紫红或有紫斑，脉细涩或芤。

治法：活血化瘀，行气利水。

选方：调营饮[216]加减。

5. 脾肾阳虚

症状：腹大胀满不舒，早宽暮急，面色苍黄，或呈㿠白，脘闷纳呆，神倦怯寒，肢冷或下肢水肿，小便短少不利，舌质胖淡紫，脉沉而无力。

治法：温中补肾，化气行水。

选方：附子理中丸[146]合五苓散[38]加减；济生肾气丸[190]加减。偏于脾阳虚的，用附子理中丸合五苓散，以温中扶阳，化气行水；偏于肾阳虚的用济生肾气丸以温肾化气行水，或与附子理中丸交替服用。

6. 肝肾阴虚

症状：腹大胀满，或见青筋暴露，面色晦滞，唇紫，口燥心烦，失眠，牙宣出血，时或鼻衄，小便短少，舌质红绛少津，脉弦细数。

治法：滋养肝肾，化瘀利水。

选方：六味地黄丸[57]合膈下逐瘀汤[268]加减。六味地黄丸重在滋养肝肾；膈下逐瘀汤重在活血化瘀。

此外，如水邪难退，正虚不甚者，还可酌用下列逐水利尿剂：牵牛子粉、禹功散（牵牛子、小茴香）、甘遂末。但要注意：本病本虚标实，不宜攻伐太过，否则不仅有损伤脾胃之弊，且对有出血倾向的人，常易导致脉络破裂，引起出血，后果严重。

【方歌】

1. 柴胡疏肝散　　　2. 胃苓汤
　　见"胃痛"。　　　　见"痢疾"。

3. 实脾饮
实脾苓术与木瓜，甘草木香大腹加，
草果附姜兼厚朴，生姜大枣阴水夸。

4. 中满分消丸
中满连芩砂朴实，夏陈知泽草姜俱，
二苓参术姜黄合，丸热汤寒治各殊。

5. 茵陈蒿汤
　　见"黄疸"。

6. 舟车丸
舟车牵牛及大黄，遂戟芫花槟木香，
青皮橘皮轻粉入，泻水消胀力量强。

7. 调营饮
调营饮用延胡陈，芎芍莪黄当归身，
瞿葶腹苓槟桑白，辛芷桂草枣姜珍。

8. 附子理中丸　　9. 五苓散
　　见"霍乱"。　　　见"肺胀"。

10. 济生肾气丸
六味地黄桂附益，肾气丸主肾阳虚，
济生车前牛膝入，水中生火在温煦。

11. 六味地黄丸（汤）　12. 膈下逐瘀汤
　　见"健忘"。　　　　见"积聚"。

第六节　头　痛

【要诀】

头痛经急或失养，病在清窍外内伤，

外感风兼寒热湿，川芎芷羌活良，

内伤肝亢天麻潜，大补元煎肾虚尝，

加味四物血虚补，痰瘀夏术通窍彰。

【词解】

川芎：川芎茶调散。

芎芷：芎芷石膏汤。

羌活：羌活胜湿汤。

天麻：天麻钩藤饮。

四物：加味四物汤。

夏术：半夏白术天麻汤。

通窍：通窍活血汤。

【释义】

头痛是临床上常见的自觉症状，是指头部经脉绌急或失养，致清窍不利所引起的以头部疼痛为主要症状的一种病证。头痛可单独出现，亦可出现于多种急慢性疾病之中。本节所论主要是内科杂病范围内，以头痛为主要症状者。

头痛之病因不外乎外感及内伤两大类。盖头为"诸阳之会""清阳之府"，又为髓海所在，凡五脏精华之血、六腑清阳之气，皆上注于头。故六淫之邪外袭，上犯清空，阻抑清阳，或痰浊瘀血壅遏经脉，或内伤诸疾，导致气血逆乱，脑失所养，均可发生头痛。

头痛的辨证首先要辨明外感和内伤。除详问病史，据症辨因外，尤其要注意头痛之久暂、性质、特点及部位。外感头痛，一般发病较急，病势较剧，多表现掣痛、跳痛、灼痛、胀痛、重痛、痛无休止。因外邪致病，多属实证，治宜祛风散邪为主。内伤头痛，一般起病缓慢，病势较缓，表现为隐痛、空痛、昏痛，痛势悠悠，遇劳则剧，时作时止，多属虚证，治宜补虚为主。但也有虚中夹实者，如痰浊、瘀血等，当权衡主次，随症治之。

头痛的治疗，在辨清头痛部位的基础上，做到循经用药非常重要。根据经络的循行路线，参照头痛的发病部位，选用不同"引经药"，对发挥原方疗效有很大帮助。大抵太阳经头痛，多在头后部，下连于项，可选用羌活、蔓荆子等；阳明经头痛，多在前额及眉棱骨等处，可选用白芷、葛根等；少阳经头痛，多在头之两侧，并连及耳部，可选用柴胡、黄芩等；厥阴经头痛，则在巅顶部位，或连于目系，多选用吴茱萸、藁本等。此外，瘀血头痛，多见刺痛、钝痛、固定痛，或有头部外伤及久痛不愈史，应加重化瘀药物的应用；痰浊头痛，常见恶心呕吐，应注重化痰降浊药物的选择。临床辨证时，既应注意头痛的不同特点，同时还应结合全身整体情况，以及有关兼症进行全面分析，以便处方用药。

头痛的治疗，除服药外，还可根据病机，配合针灸疗法，常可提高疗效。

分述如下：

（一）外感

1. 风寒头痛

症状：头痛时作，痛连项背，恶风畏寒，遇风尤剧，口不渴，苔薄白，脉浮紧。

治法：疏散风寒。

选方：川芎茶调散[32]加减。

2. 风热头痛

症状：头痛而胀，甚则头痛如裂，发热或恶风，面红目赤，口渴欲饮，便秘溲黄，舌尖红、苔薄黄，脉浮数。

治法：疏风清热。

选方：芎芷石膏汤[111]加减。

3. 风湿头痛

症状：头痛如裹，肢体困重，纳呆胸闷，小便不利，大便或溏，苔白腻，脉濡滑。

治法：祛风胜湿。

选方：羌活胜湿汤[134]加减。

（二）内伤

1. 肝阳头痛

症状：头胀痛或抽掣而痛，两侧为重，晕眩，心烦易怒，夜眠不宁，或兼胁痛，面红口苦，苔薄黄，脉弦有力。

治法：平肝潜阳。

选方：天麻钩藤饮[36]加减。

2. 肾虚头痛

症状：头痛且空，兼眩晕，腰痛酸软，神疲乏力，遗精带下，耳鸣少寐，舌红、少苔，脉细无力。

治法：养阴补肾。

选方：大补元煎[18]加减。

3. 血虚头痛

症状：头痛而晕，缠绵不休，心悸不宁，神疲乏力，面色少华，舌质淡、苔薄白，脉细弱。

治法：养血为主。

选方：加味四物汤[99]加减。

4. 痰浊头痛

症状：头痛昏蒙，胸脘满闷，呕恶痰涎，舌淡、苔白腻，脉滑或弦滑。

治法：化痰降逆。

选方：半夏白术天麻汤[97]加减。

5. 瘀血头痛

症状：头痛经久不愈，痛处固定不移，痛如锥刺，或有头部外伤史，舌质紫，苔薄白，脉细或细涩。

治法：活血化瘀。

选方：通窍活血汤[219]加减。

【方歌】

1. 川芎茶调散

头痛川芎茶调散，芎荆四两重一般，
羌活白芷草皆二，辛防荷茶一份痊。

2. 芎芷石膏汤

芎芷石膏金鉴方，川芎白芷石膏羌，
菊花藁本共相配，风热头痛应审详。

3. 羌活胜湿汤

羌活胜湿羌独芎，蔓荆藁本草防风，
湿邪在表头腰痛，发汗升阳经络通。

4. 天麻钩藤饮

天麻钩藤治肝风，芩栀茯神石决明，
杜仲牛膝桑寄生，益母夜交主眩鸣。

5. 大补元煎

见"痫病"。

6. 加味四物汤

加味四物金匮翼，养血调血四物力，
芩草菊花蔓荆入，血虚头痛此方医。

7. 半夏白术天麻汤

半夏白术天麻汤，芩草橘红枣生姜，
眩晕头痛风痰盛，痰化风息复正常。

8. 通窍活血汤

见"痴呆"。

第七节　眩　晕

【要诀】

诸风掉眩肝风荡，髓亏血乏痰火伤，
晕眩呕恶汗自泄，急标缓本辨证昌，
肝阳上亢天麻潜，气血亏虚归脾汤，
痰浊中阻夏白术，肾亏左归右归方。

【词解】

诸风掉眩：《素问·至真要大论》云："诸风掉眩，皆属于肝。"

天麻：天麻钩藤饮。

夏白术：半夏白术天麻汤。

【释义】

眩是眼花或眼前发黑，晕是头晕或感觉自身或外界景物旋转，二者常同时并见，故通称"眩晕"。眩晕轻者闭目即止，重者如坐舟船，旋转不定，不能站立，或伴有恶心、呕吐、汗出，甚则昏倒等症状。

眩晕的发生，属于虚者居多，如阴虚则易肝风内动，血少则脑失所养，精亏则髓海不足，均易导致眩晕。《灵枢·海论》云："髓海不足，则脑转耳鸣，胫酸眩冒。"《证治汇补·眩晕》云："凡吐衄崩漏产后亡阴，肝家不能收摄荣气，使诸血失道妄行，此眩晕生于血虚也。"痰浊壅遏，或化火上蒙，亦可形成眩晕，《丹溪心法·头眩》云："无痰则不作眩，痰因火动，又有湿痰者，有火痰者。"总之，肝阳上亢、气血亏虚、肾精不足、痰湿中阻，是引起眩晕的主要原因。

眩晕的病理因素往往彼此影响，互相转化。如肾精亏虚本属阴虚，若因阴损及阳，可转化为阴阳俱虚之证。又如痰湿中阻，初起多为湿痰偏盛，日久可痰郁化火，形成痰火为患。失血过多，可使气随血脱，出现气血两亏的眩晕。总之，眩晕的病机不外乎风、火、痰、虚四个方面。

眩晕在临床上以虚证或本虚标实多见，须详察病情，辨证治疗。通常的辨治原则是：急者多偏实，应采用息风、潜阳、清火、化痰等法以治其标为主。缓者多偏虚，当用补气养血、益肝、健脾等法以治其本为主。

眩晕可归纳为下面四个常见类型，其中以肝阳上亢及气血亏虚较为多见。

1. 肝阳上亢

症状：眩晕耳鸣，头痛目胀，每因烦劳或恼怒而头晕、头痛加剧，颜面潮红，急躁易怒，肢麻震颤，少寐多梦，口苦，舌质红、苔黄，脉弦或数。

治法：平肝潜阳，滋养肝肾。

选方：天麻钩藤饮[36]加减。

2. 气血亏虚

症状：眩晕动则加剧，劳累即发，面色㿠白，唇甲不华，发色不泽，心悸少寐，神疲懒言，饮食减少，舌质淡，脉细弱。

治法：补养气血，健运脾胃。

选方：归脾汤[77]加减。

3. 肾精不足

症状：眩晕日久不愈，精神萎靡，少寐多梦，健忘，腰膝酸软，遗精，耳鸣。偏于阴虚者，五心烦热，舌质红，脉弦细数；偏于阳虚者，四肢不温，形寒怯冷，舌质淡，脉沉细无力。

治法：偏阴虚者，治以补肾滋阴；偏阳虚者，治以补肾助阳。

选方：补肾滋阴宜左归丸[68]加减，补肾助阳宜右归丸[72]加减。

4. 痰浊中阻

症状：眩晕而见头重如蒙，或伴视物旋转，胸闷恶心，呕吐痰涎，食少多寐，苔白腻，脉濡滑。

治法：燥湿祛痰，健脾和胃。

选方：半夏白术天麻汤[97]加减。

【方歌】

1. 天麻钩藤饮　　2. 归脾汤
　见"头痛"。　　　见"心悸"。

　　　　　　　　　　　　　　　　　3. 左归丸
　　　　　　　左归丸内山药地，萸肉枸杞与牛膝，
　　　　　　　菟丝龟鹿二胶合，壮水之主方第一。

4. 右归丸　　5. 半夏白术天麻汤
　见"噎膈"。　　见"头痛"。

第八节　中　风

【要诀】

一、中风总括

中风卒中症多端，昏仆口㖞半身偏，

肝肾阴虚为根本，气血虚火与风痰，

经络脏腑有轻重，闭证脱证要详辨。

二、中风分类

（一）中经络

中经络空风邪袭，大秦艽汤祛风亟，

肝肾阴虚风阳扰，镇肝息风滋潜需。

（二）中脏腑

中脏闭脱必须分，闭证昏仆不知人，

口噤手握二便闭，脱则手撒汗如淋，

阳闭羚羊角汤治，至宝安宫急灌进，

阴闭涤痰苏合香，脱证参麦复阳阴。

（三）后遗症

中风后遗治颇难，针灸推拿并锻炼，

偏瘫补阳还五施，镇肝息风病机转，

语謇肾亏地黄饮，风痰阻络解语丹，

阳亢天麻须加味，口眼㖞斜牵正散。

【词解】

半身偏：半身不遂。

语謇：语言含混，涩滞不清，不流利。

参麦：参附汤和参麦散。

天麻：天麻钩藤饮。

【释义】

中风是以猝然昏仆，不省人事，伴口眼㖞斜，半身不遂，语言不利，或不经昏仆，而仅以㖞僻不遂为主症的一种疾病，因本病起病急骤，症见多端，变化迅速，与风性善行数变的特征相似，故以中风名之，又有"卒中""大厥""偏风""身偏不用"等名称。

《伤寒论·太阳病》所谈的以发热、恶风、汗出、脉浮缓为主症的中风，是属外感表虚之证，与本篇名同实异，不属于本病范畴。

中风的病位在心脑，与肝肾密切相关。本病之发生，主要病因在于患者平素气血亏虚，心、肝、肾三脏阴阳失调，加之忧思恼怒，或饮酒饱食，或房事劳累，外邪侵袭等诱因，以致气血运行受阻，肌肤筋脉失于濡养。也可因阴亏于下，肝阳暴长，阳化风动，血随气逆，夹痰夹火，横窜经隧，蒙蔽清窍，而形成上实下虚，阴阳互不维系的危急症候。

中风病机复杂，但其基本病机总属阴阳失调，气血逆乱。其病理因素归纳起来不外乎气（气逆、气滞）、血（血瘀）、虚（阴虚、气虚）、火（肝火、心火）、风（肝风、外风）、痰（风痰、湿痰）六端。此六端在一定条件下，互相影响，互相作用而突然发病。其病理基础以肝肾阴虚为其根本。

本病应与痫病、厥证、痉证做鉴别。中风昏迷时可见口眼㖞斜、半身不遂、清醒后多有后遗症。痫病昏迷时可见四肢抽搐、口吐涎沫或发出异常叫声，醒后一如常人。厥证昏迷时多见面色苍白、四肢厥冷、无口眼㖞斜、手足偏废，亦无四肢抽搐等症。痉证多见项背强急，四肢抽搐，甚至角弓反张，或见昏迷，但无口眼㖞斜及半身不遂。

本病病情有轻重缓急之分，轻者仅限于血脉经络，重者常波及有关脏腑。故临床常将中风分为中经络和中脏腑两大类。前者一般无神志改变而病轻，后者常有神志不清而病重。中脏腑又可分为闭证和脱证两大类。

分述如下：

（一）中经络

中经络者虽有半身不遂、口眼㖞斜、语言不利等症，但意识清楚。

1. 络脉空虚，风邪入中

症状：肌肤不仁，手足麻木，突然口眼㖞斜，语言不利，口角流涎，甚则半身不遂，或兼见恶寒、发热、肢体拘急、关节酸痛等症，苔薄白，脉浮数。

治法：祛风，养血，通络。

选方：大秦艽汤[22]加减。

2. 肝肾阴虚，风阳上扰

症状：平素头晕头痛，耳鸣目眩，少寐多梦，突然发生口眼㖞斜，舌强语謇，或手足重滞，甚则半身不遂等症，舌质红或苔腻，脉弦细数或弦滑。

治法：滋阴潜阳，息风通络。

选方：镇肝息风汤[271]加减。

（二）中脏腑

中脏腑的突出表现是突然昏倒，不省人事。其有闭脱之分，闭证以邪实内闭为主，急宜祛邪；脱证以阳气虚脱为主，急宜扶正。闭证、脱证均为危险重症，必须详辨后正确施治。

1. 闭证

主要症状：突然昏倒，不省人事，牙关紧闭，口噤不开，两手握固，大小便闭，肢体强痉，据热象有无，又有阳闭和阴闭之分。

（1）阳闭：

症状：除上述主要症状外，还会出现面赤身热，气粗口臭，躁扰不宁，苔黄腻，脉弦滑而数。

治法：清肝息风，辛凉开窍。

选方：先灌服（或用鼻饲法）至宝丹[113]或安宫牛黄丸[119]以辛凉透窍，再用羚羊角汤[239]以清肝息风，育阴潜阳。

（2）阴闭：

症状：除上述主要症状外，还会出现面白唇暗，静卧不烦，四肢不温，痰涎壅盛，苔白腻，脉沉滑数。

治法：豁痰息风，辛温开窍。

选方：先用苏合香丸[126]温开水灌服（或用鼻饲法）以温升透窍，再用涤痰汤[214]煎服。

2. 脱证

症状：突然昏仆，不省人事，目合口张，鼻鼾息微，手撒肢冷，汗多，二便自遗，肢体软瘫，舌痿，脉细弱或脉微欲绝。

治法：益气回阳，救阴固脱。

选方：参附汤[162]合生脉散[85]加味。

（三）后遗症

中风神志清醒后，多留有后遗症；如半身不遂、言语不利、口眼㖞斜等，要尽早积极治疗，采用针灸、推拿按摩等综合疗法，并适当活动锻炼，以提高疗效。

1. 半身不遂

（1）气虚血滞，脉络瘀阻

症状：半身不遂，肢软无力，患侧手足水肿，语言謇涩，口眼㖞斜，面色萎黄，或暗淡无华，舌淡紫、苔薄白，或舌体不正，脉细涩无力等。

治法：补气活血，通经活络。

选方：补阳还五汤[145]加减。

（2）肝阳上亢，脉络瘀阻

症状：半身不遂，患侧僵硬拘挛，兼见头痛头晕，面赤耳鸣，舌红绛、苔薄黄，脉弦有力。

治法：平肝潜阳，息风通络。

选方：镇肝息风汤[271]或天麻钩藤饮[36]加减。

2. 语言不利

（1）风痰阻络

症状：舌强语謇，肢体麻木，脉弦滑。

治法：祛风除痰，宣窍通络。

选方：解语丹[265]加减。

（2）肾虚精亏

症状：音喑失语，心悸，气短及腰膝酸软。

治法：滋阴补肾利窍。

选方：地黄饮子[107]去肉桂、附子，加杏仁、桔梗、木蝴蝶。

（3）肝阳上亢，痰邪阻窍

症状：语言不利，头晕目眩，面赤，舌质红，脉弦细。

治法：平肝潜阳，化痰通窍。

选方：天麻钩藤饮[36]或镇肝息风汤[271]加石菖蒲、远志、胆南星、全蝎。

3. 口眼㖞斜

症状：口眼㖞斜，肢体麻木，苔白，脉弦滑。

治法：祛风，除痰，通络。

选方：牵正散[176]加减。

【方歌】

1. 大秦艽汤

大秦艽汤羌独防，芎芷辛芩二地黄，
石膏归芍苓术草，养血祛风通治方。

2. 镇肝息风汤

镇肝息风芍天冬，玄参龟板赭茵供，
龙牡麦芽甘膝楝，肝阳上亢有奇功。

3. 至宝丹
见"肺胀"。

4. 安宫牛黄丸
见"肺胀"。

5. 羚羊角汤

羚羊角汤君羚羊，菊薄柴蝉枯草襄，
地丹龟芍决明入，清肝息风潜亢阳。

6. 苏合香丸

苏合香丸麝息香，冰片木丁熏陆襄，
术沉诃荜檀香附，犀角朱砂温开方。

7. 涤痰汤
见"肺胀"。

8. 参附汤
见"胸痹"。

9. 生脉散
见"喘证"。

10. 补阳还五汤

补阳还五地龙芪，桃红四物减生地，
中风半身不遂证，益气活血功效奇。

11. 天麻钩藤饮
见"头痛"。

12. 解语丹

解语丹中白附论，菖蒲远志天麻存，
羌活全蝎胆南星，木香甘草妙如神。

13. 地黄饮子

地黄饮子山茱斛，麦味菖蒲远志茯，
苁蓉桂附巴戟天，少入薄荷姜枣服。

14. 牵正散

牵正散治口眼斜，白附僵蚕全蝎加，
混合研细酒调服，风中络脉效力佳。

第六章　肾系病证

第一节　水　肿

【要诀】

> 肿分阴阳水不通，肺脾肾脏不为功，
> 阳水越婢风水泛，湿毒麻连五味呈，
> 五皮胃苓水湿渍，疏凿饮子湿热盛，
> 阴水实脾温中土，肾衰济生真武拯。

【词解】

不为功：功能失调。

越婢：越婢加术汤。

麻连五味：麻黄连翘赤小豆汤、五味消毒饮。

【释义】

水肿是指体内水液潴留，泛滥肌肤，表现以眼睑、头面、四肢、腹背甚至全身水肿为特征的一类病证。严重者伴有胸积水、腹积水等。

水肿的常见病因有风邪外侵，肺失通调；湿毒浸淫，内归脾肺；水湿浸淫，脾气受困；湿热内盛，三焦壅滞；饮食劳倦，伤及脾胃；房劳过度，内伤肾元等。六者可单一发病，也可兼杂而致病。

水肿的病机变化主要是肺、脾、肾三脏功能失调，水道失于通畅所致。水不自行，赖气以动，故水肿一证，是全身气化功能障碍的一种表现，涉及的脏腑亦多，但其病本在肾。在上述致病因素的作用下，可导致肺不通调，脾失转输，肾失开合，终致膀胱气化无权，三焦水道失畅，水液停聚，泛滥肌肤而成水肿。然而肺、脾、肾三脏是相互联系，相互影响的。如肾虚水泛，上逆于肺，则肺气不降失其通调水道之职，使肾气更虚而加重水肿。若

091

脾虚不能制水，水湿壅盛，必损其阳，久则导致肾阳亦衰，反之肾阳衰不能温养脾土，脾肾俱虚，亦可使病情加重。正如《景岳全书·肿胀》篇指出："凡水肿等证，乃肺脾肾三脏相干之病。盖水为至阴，故其本在肾；水化于气，故其标在肺；水唯畏土，故其制在脾。今肺虚则气不化精而化水，脾虚则土不制水而反克，肾虚则水无所主而妄行。"其中以肾为本，以肺为标，以脾为制水之脏。此外，瘀血阻滞，损伤三焦水道往往可使水肿顽固不愈。

水肿与臌胀应予鉴别：臌胀往往先见腹部胀大，继则下肢或全身水肿，腹皮青筋暴露；水肿大都从眼睑开始，继则头面，四肢全身，也有从下肢开始，后及全身的，如病势严重者，可见胸腹满闷气喘不能平卧等症，但一般皮色不变，腹皮亦无青筋暴露。

水肿的辨证以阴阳为纲。凡感受风邪、水湿、湿毒、湿热诸邪，证见表、热、实证者，多属阳水；凡饮食劳倦，房劳过度，损伤正气，证见里、虚、寒证者，多从阴水论治。但阴水、阳水是可以转化的。

水肿的治疗，除用发汗、利尿、攻逐等法外，还有健脾、温肾等法。如经一般常法治疗不应，而有瘀血征象者，可用活血祛瘀法，取血行水亦行之意。近代临床上常用的益母草、泽兰、桃仁、红花等，有加强利尿消肿的作用。上述诸法，或单用，或合用，均视病情需要而选择。水肿初起应忌盐，肿势减退，改为低盐饮食，病情恢复稳定后，再用普通饮食。忌食辛辣、烟酒，慎起居，防感冒，节房事，均有重要意义。

分述如下：

（一）阳水

1. 风水泛滥

症状：眼睑水肿，继则四肢及全身皆肿，来势迅速，多有恶热、发热、肢节酸楚、小便不利等症。偏于风热者，伴咽喉红肿疼痛，舌质红，脉浮滑数。偏于风寒者，兼恶寒，咳喘，舌苔薄白，脉浮滑或紧，如水肿较甚，亦可见沉脉。

治法：散风清热，宣肺行水。

选方：越婢加术汤[251]加减。

2. 湿毒浸淫

症状：眼睑水肿，延及全身，小便不利，身发疮痍，甚者溃烂，恶风发热，舌质红，苔薄黄，脉浮数或滑数。

治法：宣肺解毒，利湿消肿。

选方：麻黄连翘赤小豆汤[236]合五味消毒饮[42]。

3. 水湿浸渍

症状：全身水肿，按之没指，下肢明显，小便短少，身体困重，胸闷，纳呆，泛恶，苔白腻，脉沉缓，起病缓慢，病程较长。

治法：健脾化湿，通阳利水。

选方：五皮饮[43]合胃苓汤[177]加减。

4. 湿热壅盛

症状：遍体水肿，皮肤绷紧光亮，胸脘痞闷，烦热口渴，小便短赤，或大便干结，舌红，苔黄腻，脉沉数或濡数。

治法：分利湿热。

选方：疏凿饮子[263]。

(二) 阴水

1. 脾阳虚衰

症状：身肿日久，腰以下为甚，按之凹陷不易恢复，脘腹胀闷，纳减便溏，面色萎黄，神倦肢冷，小便短少，舌质淡，苔白腻或白滑，脉沉缓或沉弱。

治法：温运脾阳，以利水湿。

选方：实脾饮[160]加减。

2. 肾气衰微

症状：水肿反复消长，面浮身肿，腰以下尤甚，按之凹陷不起，心悸，气促，腰部冷痛酸重，尿量减少或增多，四肢厥冷，怯寒神疲，面色灰滞或㿠白，舌质淡胖、苔白，脉沉细或沉迟无力。

治法：温肾助阳，化气行水。

选方：济生肾气丸[190]合真武汤[196]加减。

【方歌】

1. 越婢加术汤

越婢加术金匮方，麻黄石膏枣生姜，
甘草白术共相配，风水重肿自尔康。

2. 麻黄连翘赤小豆汤

麻黄连翘赤小豆，桑白杏枣姜草助，
宣肺解毒消湿肿，湿热兼表黄疸疗。

3. 五味消毒饮

五味消毒疗诸疔，银花野菊蒲公英，
紫花地丁天葵子，煎加酒服效非轻。

4. 五皮饮（散）

五皮散用五般皮，陈苓生姜大腹齐，
或用五加去桑白，脾虚腹胀颇相似。

5. 胃苓汤

见"痢疾"。

6. 疏凿饮子

疏凿饮子泻水方，木通泽泻用槟榔，
羌芄苓腹椒商陆，赤豆姜皮退肿良。

7. 实脾饮　　　　　8. 济生肾气丸　　　　　9. 真武汤
　见"臌胀"。　　　　见"臌胀"。　　　　　见"肺胀"。

第二节　淋　证

【要诀】

淋证小便急痛频，湿热蕴结膀胱肾，

八正热淋三金石，气淋补中实香沉，

血实小蓟虚知柏，膏淋草薢虚实分，

劳淋无比山药丸，六淋转化要详诊。

【词解】

小便急痛频：尿急、尿痛、尿频。

三金：金钱草、海金沙、鸡内金。

石：石淋用石韦散。

补中：补中益气汤。

香沉：沉香散。

小蓟：小蓟饮子。

知柏：知柏地黄丸。

【释义】

淋证是指小便频急，淋沥不尽，尿道涩痛，欲出未尽，小腹拘急，或痛引腰腹的病证。

淋证病位在膀胱和肾，且与肝脾有关。其主要病机是湿热蕴结下焦，肾与膀胱气化不利。若病延日久，热郁伤阴，湿遏阳气，可导致脾肾两虚，则病证从实转虚，而见虚实夹杂。

淋证分为六种。除上述共有症状外，各种淋证的特殊症状为：热淋以小便灼热刺痛为主症；石淋以小便排出沙石为主症；气淋少腹胀满较为明显，小便艰涩疼痛，尿有余沥；血淋者溺血而痛；膏淋症见小便混浊如米泔水或滑腻如脂膏；劳淋者小便淋沥不已，遇劳即发。

淋证要与尿血、尿浊相鉴别：血淋和尿血都以小便出血为共有症状，其鉴别要点是尿痛的有无。尿血多无疼痛之感，虽亦间或有轻微的胀痛或热痛，但终不若血淋的滴沥而疼痛难忍，故一般以痛者为血淋，不痛者为尿血；尿浊虽然小便混浊，白如泔浆，与膏淋相似，但排尿时无疼痛滞涩感，与淋证不同。

辨别淋证的虚实十分重要。一般初起或在急性发作阶段属实，以膀胱湿热、沙石结聚、气滞不利为主；久病多虚，病在脾虚、肾虚、气阴两虚为主。同一种淋证，亦有虚实之分，如气淋，实者由于气滞不利，虚者缘于气虚下陷；血淋热盛伤络者属实，虚火灼络者属虚；热淋经过治疗，可出现湿热未尽，肾阴已伤或气阴两伤等虚实并见的症候。

各种淋证之间可相互转化。首先是虚实转化，如实证的热淋、气淋、血淋可以转化为虚证的劳淋，反之亦然。在实证向虚证的移行阶段，淋证可表现为虚实夹杂的症候，如石淋日久，由于沙石未去，可表现为正虚邪实之证。其次是某些淋证间的相互转化或者同时并见，前者如热淋可转为血淋，后者如在石淋的基础上，再发生热淋、血淋，或膏淋再并发热淋、血淋。

实则清利，虚则补益是治疗淋证的基本原则。

分述如下：

1. 热淋

症状：小便短数，灼热刺痛，溺色黄赤，小腹拘急胀痛，或有寒热，口苦，或有大便秘结，舌苔黄腻，脉滑数。

治法：清热，利湿，通淋。

选方：八正散[11]加减。

2. 石淋

症状：尿中时夹沙石，小便艰涩，或排尿时突然中断，尿道窘迫疼痛，少腹拘急，或突发一侧腰腹绞痛难忍，尿中带血，舌红、苔薄黄。若病久沙石不去，可伴见面色少华，精神委顿，少气乏力，舌淡边有齿印，脉细弱，或腰腹隐痛，手足心热，舌红、少苔，脉细带数。

治法：清热利湿，通淋排石。

选方：石韦散[71]加金钱草、海金沙、鸡内金。日久血亏气虚者合八珍汤[12]；阴液耗伤者合六味地黄丸[57]。

3. 气淋

症状：实证者症见小便涩滞，淋沥不畅，小腹满痛，苔薄白，脉多沉弦。虚证者症见小腹坠胀，神疲乏力，尿有余沥，面色㿠白，舌质淡，脉虚细无力。

治法：实证宜利气疏导，虚证宜补中益气。

选方：实证用沉香散[137]加减，虚证用补中益气汤[143]加减。

4. 血淋

症状：实证者小便热涩刺痛，尿色深红，或夹有血块，疼痛满急加剧，或心烦，苔黄，脉滑数。虚证者尿色淡红，尿痛涩滞不显著，腰酸膝软，神疲乏力，舌淡红，脉细数。

治法：实证宜清热通淋，凉血止血；虚证宜滋阴清热，补虚止血。

选方：实证用小蓟饮子[29]加减，虚证用知柏地黄丸[152]加减。

5. 膏淋

症状：实证者小便混浊如米泔水，置之沉淀如絮状，上有浮油如脂，或夹有凝块，或混有血液，尿道热涩疼痛，舌红、苔腻，脉濡数。虚证者病久不已，反复发作，淋出如脂，涩痛反见减轻，但形体日渐消瘦，头昏无力，腰酸膝软，舌淡、苔腻，脉濡数。

治法：实证宜清热利湿，分清泻浊；虚证宜补虚固涩。

选方：实证用程氏萆薢分清饮[256]加减，虚证用膏淋汤[269]加减。

6. 劳淋

症状：小便不甚赤涩，但淋沥不已，时作时止，遇劳即发，腰酸膝软，神疲乏力，舌质淡，脉细弱。

治法：健脾益肾。

选方：无比山药丸[37]加减。

【方歌】

1. 八正散
萹蓄瞿麦八正散，六一木通与车前，
栀子大黄能清热，煎时需把灯心添。

2. 石韦散
石淋宜用石韦散，石韦车前滑石临，
冬葵瞿麦共相配，清除结石加三金。

3. 八珍汤　4. 六味地黄丸（汤）
见"积聚"。　　　见"健忘"。

5. 沉香散
沉香散出金匮翼，沉香石韦滑橘皮，
冬葵芍归草留行，气淋实证此方医。

6. 补中益气汤
见"多寐"。

7. 小蓟饮子
小蓟饮子藕蒲黄，木通滑石生地裹，
归草山栀淡竹叶，血淋热结服之康。

8. 知柏地黄丸
六味地黄益肝肾，山药丹泽萸苓掺，
再加知柏成八味，阴虚火旺可煎餐。

9. 程氏萆薢分清饮
程氏萆薢分清饮，黄柏茯苓术菖蒲，
莲子丹参车前子，湿热淋浊宜早图。

10. 膏淋汤
膏淋汤中山药参，地黄芡实补脾肾，
白芍龙牡脂液固，虚证膏淋此方珍。

11. 无比山药丸
局方无比山药丸，六味地黄要去丹，
苁蓉菟丝仲巴戟，牛膝五味石脂全。

【附】 尿 浊

【要诀】

浊由湿热萆薢佳，气陷精下补中法，

水缺知柏地黄主，火衰右归温肾家。

【词解】

萆薢：萆薢分清饮。

水缺：指肾阴虚。

【释义】

尿浊是以小便混浊，白如泔浆，排尿时并无疼痛为主症的病证。

本病的发生，多因饮食肥甘，脾失健运，酿生湿热，清浊不分，而成尿浊；或病延日久，脾肾两伤，脾虚中气下陷，肾虚固摄无权，则精微脂液下流。

本病初起湿热为多，治宜清热利湿。病久则脾肾亏虚，治宜培补脾肾，固摄下元。

分述如下：

1. 湿热内蕴

症状：小便混浊或夹凝块，上有浮油，或带血色，尿道有热涩感，口渴，苔黄腻，脉濡数。

治法：清热化湿。

选方：程氏萆薢分清饮[256]加减。

2. 脾虚气陷

症状：尿浊反复发作，日久不愈，小便混浊如白浆，小腹坠胀，面色无华，神疲乏力，消瘦，劳倦或进食油腻则发作或加重，舌淡，脉细数。

治法：健脾益气，升清固涩。

选方：补中益气汤[143]加减。

3. 肾元亏虚

症状：尿浊迁延日久，小便乳白如凝脂或如胶冻，精神委顿，消瘦无力，腰酸膝软，头晕耳鸣。偏于阴虚者，见烦热，口干，舌质红，脉细数；偏于阳虚者，面白不华，形寒肢冷，舌质淡白，脉沉细。

治法：偏肾阴虚者，宜滋阴益肾；偏肾阳虚者，宜温肾固涩。

选方：偏肾阴虚者以知柏地黄丸[152]为主加减，偏肾阳虚者以右归丸[72]为主加减。

【方歌】

1. 程氏萆薢分清饮   2. 补中益气汤   3. 知柏地黄丸   4. 右归丸
   见"淋证"。   见"多寐"。   见"淋证"。   见"噎膈"。

第三节　癃　闭

【要诀】

> 癃证似淋闭不通，上焦不外肺热壅，
> 中清不升浊弗降，下属湿热肾不充，
> 清肺补中上中施，八正济生下辨明，
> 更有沉香疏肝气，尿阻代抵当堪功。

【词解】

清肺补中：清肺饮和补中益气汤。

济生：济生肾气丸。

沉香：沉香散。

【释义】

癃闭是指小便量少，点滴而出，甚则闭塞不通为主症的一种疾患。其中小便不利，点滴而短少，病势较缓者称为"癃"；小便闭塞，点滴不通，病势较急者称为"闭"。癃和闭虽然有区别，但都是指排尿困难，只有程度上的不同，因此多合称为癃闭。癃闭的临床表现主要是小便点滴而下，或点滴全无，少腹或胀或不胀，但尿道无疼痛感。可突然发作或逐渐发展。病情严重时，可见头晕、心悸、喘促、水肿、恶心呕吐、视物模糊，甚至昏迷、抽搐等尿毒内攻之症状。

本病的病因病机主要是湿热蕴结、肺热气壅、脾气不升、肾元亏虚、肝郁气滞、尿路阻塞等六个方面。本病的病位虽在膀胱，但与三焦、肺、脾、肾的关系最为密切。在上焦不外肺热气壅，水道通调受阻；在中焦多因清气不升而致浊阴不降；在下焦每因湿热蕴结，或肾阳不足，命门火衰，不能化气行水，致使膀胱气化无权；肝郁气滞，使三焦气化不利，也会产生癃闭。此外，各种原因引起的尿路阻塞，或外伤引起的癃闭临床亦属多见。

癃证似淋证，然淋证以小便频急刺痛，欲出未尽为特征，小便量少，排尿困难与癃相似，但每天排出的尿量多为正常。癃证无刺痛，但小便总量少于正常，甚则无尿排出。《医学心悟·小便不通》篇云："癃闭与淋证不同，淋则便数而茎痛，癃闭则小便点滴而难通。"

本病辨证时首当分清虚实。因湿热、肝郁、肺热所致者属实；因脾气不升、肾阳亏虚者属虚。实证多发病急，可见小腹胀，尿短赤，苔黄腻，脉弦涩等症；虚证则多发病缓，可见面少华，精神疲乏，气短，语声低细，舌质淡，脉沉细弱。

癃闭的治疗应着重于通，但通之法，有虚实的不同。实证治宜清湿热，散瘀结，利气机而通利水道；虚证治宜补脾肾，助气化，而达到气化得行，则小便自通的目的。同时，治还要根据病因进行审因论治，根据病变部位在肺、脾、肾的不同，进行辨证施治。若小腹胀急，小便点滴不下，内服药物缓不济急时，应配合导尿或针灸以急通小便。同时还须注意，因饮水少汗出多或热病伤阴而致小便不利者，宜大补阴液，不可滥施通利。

分述如下：

1. 肺热壅盛

症状：小便涓滴不通，或点滴不爽，咽干，烦渴欲饮，呼吸短促，或有咳嗽，苔薄黄，脉滑数。

治法：清肺热，利水道。

选方：清肺饮[241]加减。

2. 脾气不升

症状：小腹坠胀，时欲小便而不得出，或量少而不畅，精神疲乏，食欲不振，气短而语声低细，舌质淡、苔薄，脉细弱。

治法：升清降浊，化气行水。

选方：补中益气汤[143]合春泽汤[167]加减。

3. 膀胱湿热

症状：小便点滴不出，或量少而短赤灼热，小腹胀满，口苦口黏，或口渴不欲饮，或大便不畅，苔根黄腻，舌质红，脉濡数。

治法：清热利湿，通利小便。

选方：八正散[11]加减。

4. 肾阳衰惫

症状：小便不通或点滴不爽，排出无力，面白无华，神气怯弱，畏寒，腰膝冷而酸软无力，舌质淡、苔白，脉沉细而尺弱。

治法：温阳利气，补肾利尿。

选方：济生肾气丸[190]加减。

5. 肝郁气滞

症状：精神抑郁或多烦善怒，小便不通或通而不畅，胁腹胀满，苔薄或薄黄，舌红，脉弦。

治法：疏利气机，通利小便。

选方：沉香散[137]加减。

6. 尿路阻塞

症状：小便点滴而下，或尿细如线，甚则阻塞不通，小腹胀满疼痛，舌质紫暗或有瘀点，脉涩。

治法：行瘀散结，通利水道。

选方：代抵当丸[89]加减。

【方歌】

1. 清肺饮

证治汇补清肺饮，黄芩栀子桑白群，
苓麦木通车前子，功在上清下利因。

2. 补中益气汤
  见"多寐"。

3. 春泽汤

医方集解出春泽，白术茯苓泽泻偕，
猪苓桂枝人参配，化气利水病可瘥。

4. 八正散　　　5. 济生肾气丸
  见"淋证"。　　　见"臌胀"。

6. 沉香散
  见"淋证"。

7. 代抵当丸

代抵当丸大黄硝，生地肉桂甲归桃，
证治准绳奇方出，通瘀散结利水道。

第四节　关　格

【要诀】

关格呕吐溺不通，本虚标实浊毒生，
脾肾虚衰为病本，湿热寒湿标不同，
无比山药温胆合，温脾吴萸有歧证，
涤痰苏合病及心，六味羚角风内动。

【词解】

温胆：黄连温胆汤。

吴萸：吴茱萸汤。

苏合：苏合香丸。

羚角：羚角钩藤汤。

【释义】

小便不通谓之关，呕吐时作谓之格，小便不通与呕吐并见为临床特征的危重病证称为关格。

关格多发生于水肿、淋证、癃闭等疾病的晚期，其基本的病理变化为脾肾衰惫，气化不利，湿浊毒邪壅塞三焦。病理性质为本虚标实，脾肾虚衰为本，湿浊毒邪为标。初期病在脾肾，后期可损及多个脏器。

关格的辨证，首辨脾肾虚衰的程度，次辨浊邪之性质，再辨是否累及他脏。其治疗宜攻补兼施，标本兼顾。

分述如下：

1. 湿热内蕴，脾肾亏虚

症状：小便短赤，面色晦滞，腰膝酸软，倦怠乏力，纳呆，晨起恶心，偶有呕吐，头痛，夜寐不安，苔薄黄腻，脉细数或濡数。

治法：清热化湿，健脾益肾。

选方：无比山药丸[37]合温胆汤[258]加减。

2. 寒湿内蕴，脾肾阳虚

症状：小便不通，短少色清，面色晦滞，畏寒，四肢欠温，大便稀溏或腹泻，呕吐清水，苔白滑，脉沉细而濡。

治法：化湿降浊，温补脾肾。

选方：温脾汤[259]合吴茱萸汤[130]加减。

3. 肝肾阴虚，肝风内动

症状：小便短少，呕恶频作，面部烘热，牙宣鼻衄，头晕目眩，手足抽搐，舌暗红有裂纹，苔焦黑而干，脉弦细数。

治法：滋补肝肾，平肝息风。

选方：六味地黄丸[57]合羚角钩藤汤[240]加减。

4. 肾病及心，邪陷心包

症状：小便短少，甚则无尿，恶心呕吐，胸闷，心悸或心前区疼痛，神识昏蒙，循衣摸床，或神昏谵语，面白唇暗，四肢欠温，痰涎壅盛，苔白腻，脉沉缓。

治法：豁痰降浊，辛香开窍。

选方：涤痰汤[214]合苏合香丸[126]加减。

【方歌】

1. 无比山药丸
     见"淋证"。

2. 温脾汤
温脾汤为千金方，参附草姜并大黄，
寒热并行兼补泻，温痛寒积最相当。

3. 吴茱萸汤

吴茱萸汤人参枣，重用生姜温胃好，
阳明寒呕少阴利，厥阴头痛皆能保。

5. 羚角钩藤汤

平肝羚角钩藤汤，桑菊茯苓鲜地黄，
贝母竹茹草芍药，肝风内动急煎尝。

4. 六味地黄丸（汤）

见"健忘"。

6. 涤痰汤   7. 苏合香丸

见"肺胀"。   见"中风"。

第五节　阳　痿

【要诀】

　　阳痿赞育命火衰，归脾气血心脾责，
　　大补元煎恐伤肾，湿热下注用知柏。

【词解】

赞育：赞育丹。

归脾：归脾汤。

【释义】

　　阳痿是指成年男子性交时，由于阴茎痿软不举，或临房举而不坚，或坚而不久，无法进行正常性生活的病证。

　　历代医家认为本病多涉及肝、肾、阳明三经。肝主筋，肝经绕阴器而行，《灵枢·经筋》曰"足厥阴之脉，其病……阴器不用"；肾藏精，主生殖，开窍于二阴。阳痿之病位在宗筋，《景岳全书·阳痿》云："盖阳明总宗筋之会。"本病多由房事太过，或少年误犯手淫，以致肾阳受损，精气虚寒，命门火衰；或思虑忧郁，损伤心脾，以致气血两虚，导致阳痿；或惊恐所致，正如《景岳全书·阳痿》云："凡惊恐不释者，亦致阳痿，经曰恐伤肾，即此谓也。"另有湿热下注者，如《类证治裁·阳痿》云："亦有湿热下注，宗筋弛纵而致阳痿者。"就临床所见，阳痿命门火衰为主，偏湿热者较少，正如《景岳全书·阳痿》所说："火衰者十居七八，火盛者仅有之耳。"

　　分述如下：

1. 命火衰微

症状：阳痿，面色㿠白，头晕目眩，精神萎靡，腰膝酸软，舌淡、苔白，脉多沉细。

治法：补肾壮阳。

选方：赞育丹[273]或五子衍宗丸[40]加减。

2. 心脾受损

症状：阳痿，精神不振，夜寐不安，食少纳呆，神疲乏力，面色不华，苔薄白、舌质淡，脉细弱。

治法：补益心脾。

选方：归脾汤[77]加减。

3. 恐惧伤肾

症状：阳痿，精神苦闷，胆怯多疑，心悸失眠，脉弦细，苔薄腻，或见舌质淡者。

治法：益肾宁神。

选方：大补元煎[18]加减。

4. 湿热下注

症状：阳痿，小便短赤，下肢酸困，苔黄，脉沉滑，或濡滑而数。

治法：清化湿热。

选方：知柏地黄丸[152]加减。

【方歌】

1. 赞育丹	2. 五子衍宗丸
景岳全书赞育丹，杜巴桂附蛇羊仙， 苁韭术枸归萸地，或把人参鹿茸添。	五子衍宗枸杞子，覆盆菟车五味子， 精气虚寒命火衰，传代衍宗此方治。

3. 归脾汤	4. 大补元煎	5. 知柏地黄丸
见"心悸"。	见"痫病"。	见"淋证"。

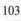

第六节　遗　精

【要诀】

遗精梦遗滑精探，心肾失调最相关，

君相火动黄连施，补心三才封髓丹，

湿热下注分清饮，劳伤心脾妙香散，

肾虚滑脱精不固，地黄左归右归丸。

【词解】

黄连：黄连清心饮。

补心：天王补心丹。

【释义】

不因性生活而精液遗泄的病证，称为"遗精"。其中，有梦而遗精的，名为"梦遗"；无梦而遗精的，甚至清醒时精液流出者，名为"滑精"。本病由肾气不能固摄所致。肾气不固多由情志失调引起，神摇于上，精泄于下，或与恣情纵欲、手淫、饮食不节、湿热下注等因素有关。

本病病机与心、肝、肾、脾等脏有关，尤其与心肾失调关系最为密切。病变由心肾不交，阴虚火旺发展为肾虚不藏者多见。肾者主精，受五脏六腑之精而藏之，不论火旺、湿热、劳损、色欲等病因，均可耗精伤肾。遗精常分为梦遗、滑精两类，前者指夜有淫梦，精随梦泄，后者则不必有梦而遗精，其甚者精关不固，登圊努责，跳跃骑车，或见闻感触，亦会滑泄出精。

遗精需与早泄、走阳、淋浊相鉴别：早泄是指房事时精液过早泄出，一触即泄，其病机与滑精有相似之处。走阳是指在性交时，精泄不止，亦与本病相似。淋浊是小便溺窍之病，淋证溺出不畅，浊证小便混浊，多兼见尿道涩痛之征，与遗精出自精窍有异。

遗精之辨证，前人以有梦属"心火"，无梦属"肾虚"之说，诚是要言不繁。但还要详审细究，全面诊查，方能尤误。大抵梦遗有虚有实，初起因心火、肝郁、湿热者居其大半。君相火动，扰动精气失位，应梦而泄。久遗多致肾虚。滑精则多由梦遗发展或禀赋素虚而来，亦可由房劳、手淫等导致，以虚证为多。

本病除用药物治疗外，尚须调摄心神，勿令神驰于外，节制房事，禁戒手淫，注意营养，节制醇酒厚味，方能治愈。

分述如下：

1. 君相火旺，心肾不交

症状：梦中遗精，夜寐不安，阳事易举，心中烦热，头晕，目眩，精神不振，倦怠乏力，心悸，怔忡，善恐健忘，小溲短赤，舌质红，脉细数。

治法：清心安神，滋阴清热。

选方：心火独亢，神浮扰精梦泄者，可用黄连清心饮[229]加减；心肾不交，火灼心阴者，可用天王补心丹[35]加菖蒲、莲子，以滋阴安神；若相火妄动，水不济火者，可用三才封髓丹[16]加减。

2. 湿热下注，扰动精室

症状：遗精频作，或尿时有少量精液外流，小溲热赤混浊，不爽，口苦，心烦，少寐，口舌生疮，大便溏臭，后重不爽，或见脘腹痞闷，恶心，舌苔黄腻，脉濡数。

治法：清热利湿。

选方：程氏萆薢分清饮[256]加减。

3. 劳伤心脾，气不摄精

症状：劳则遗精，心悸怔忡，失眠健忘，面色萎黄，神疲乏力，四肢困倦，食少便溏，舌苔薄、舌质淡，脉弱。

治法：调补心脾，益气摄精。

选方：妙香散[147]加减。

4. 肾虚滑脱，精关不固

症状：梦遗频作，头目昏眩，腰酸膝软，心烦咽干，耳鸣，失眠健忘，低热颧赤，形瘦，盗汗，发落齿摇，舌红少苔，脉细数。若久遗滑精，可兼见形寒肢冷，阳痿早泄，夜尿多，或尿少水肿，溲色清白，余沥不尽，面色㿠白，苔白滑，舌有齿痕脉沉细。

治法：补肾益精，固涩止遗。

选方：肾阴不足者用六味地黄丸[57]或左归饮[69]以滋补肾阴；精伤较甚，腰膝酸软者可用左归丸[68]；阴虚及阳，肾中阴阳两虚者，治当阴中求阳，用右归丸[72]。

【方歌】

1. 黄连清心饮
黄连清心主黄连，生地枣仁茯神远，
人参当归莲肉草，清火滋阴固精关。

2. 天王补心丹
见"心悸"。

3. 三才封髓丹
三才封髓天地人，黄柏甘草与砂仁，
相火妄动水不济，多梦遗精此方珍。

4. 程氏萆薢分清饮
见"淋证"。

5. 妙香散
妙香山药与参芪，甘桔二茯远志随，
少佐辰砂木香麝，惊悸郁结梦中遗。

6. 六味地黄丸（汤）
见"健忘"。

7. 左归饮
见"胸痹"。

8. 左归丸
见"眩晕"。

9. 右归丸
见"噎膈"。

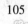

【附】 早 泄

【要诀】

> 早泄性交排精早，甚则泄精早性交，
> 肾失封藏精不固，心脾相关实证少，
> 龙胆肝经湿热施，阴虚火旺知柏疗，
> 心脾归脾肾金匮，补虚为多精神矫。

【词解】

龙胆：龙胆泻肝汤。

知柏：知柏地黄丸。

【释义】

早泄是指在性交时过早射精，甚至性交前即射精的病证。早泄多由情志内伤，湿热侵袭，纵欲过度，久病体虚所致。其基本病机为肾失封藏，精关不固。病位在肾，并与心脾相关。病理性质虚多实少，虚实夹杂亦常见。本病治疗，除药物外，矫正精神最为重要。

分述如下：

1. 肝经湿热

症状：泄精过早，阴茎易举，阴囊潮湿，瘙痒坠胀，口苦，胁胀，尿赤，舌红、苔黄腻，脉弦滑。

治法：清泻肝经湿热。

选方：龙胆泻肝汤[74]加减。

2. 阴虚火旺

症状：泄精过早，性欲亢进，阴茎易举，举而不坚，头晕目眩，五心烦热，腰膝酸软，时有遗精，舌红、少苔，脉细数。

治法：滋阴降火。

选方：知柏地黄丸[152]加减。

3. 心脾亏损

症状：泄精过早，神疲乏力，心悸，不寐，食少便溏，舌淡，脉细。

治法：补益心脾。

选方：归脾汤[77]加减。

4. 肾气不固

症状：泄精过早，遗精，性欲减退，面色少华，腰膝酸软，夜尿清长，舌淡、苔薄，脉沉弱。

治法：益肾固精。

选方：金匮肾气丸[154]加减。

【方歌】

1. 龙胆泻肝汤　　2. 知柏地黄丸　　　3. 归脾汤　　　4. 金匮肾气丸
　 见"不寐"。　　　 见"淋证"。　　　 见"心悸"。　　 见"哮病"。

第七章 气血津液病证

第一节 消 渴

【要诀】

消渴三多体羸常，病在水金燥土伤，

禀赋食乖情劳过，阴虚为本燥标彰，

上消肺热消渴方，中消玉女胃火炀，

下消地黄肾阴亏，两虚肾气鹿茸良。

【词解】

体羸常：消渴患者常见身体消瘦虚弱者，但亦不乏外表形盛体肥者。

食乖情劳：饮食不节，情志失调，劳欲过度。

炀：焚烧。胃火炀，胃热炽盛。

【释义】

消渴是以多饮、多食、多尿、身体消瘦，或尿有甜味为主要临床表现的一种疾病。

本病主要由于禀赋不足，素体阴虚，饮食不节，复因情志失调，劳欲过度所致。前人根据本病"三多"症状的孰轻孰重，把本病分为上、中、下三消。《证治准绳·消瘅》说："渴而多饮为上消（经谓膈消），消谷善饥为中消（经谓消中），渴而便数有膏为下消（经谓肾消）。"三消病机分别与肺燥、胃热、肾虚关系密切。实际上三多症状，往往同时存在，仅表现在程度上的轻重不同。或有明显的多饮，而其他二者较轻。由于三消症状各有偏重，故冠以三消之名，作为辨证的标志。通常把多饮症状较突出者称为上消，多食症状较突出者称为中消，多尿症状较突出者称为下消。

本病的病机以阴虚为本，燥热为标，且二者往往互为因果，阴愈虚则燥热愈甚，燥热愈甚则阴愈虚。但其病变的脏腑主要在肺、胃（脾）、肾，尤以肾为关键。大体本证初起，多以燥热为主，病程较长者，则阴虚与燥热互见，病久则阴虚为主。消渴日久，易造成两种病变，一是阴损及阳，阴阳俱虚；二是病久入络，血脉瘀滞。此外，消渴的多种并发症也常与血瘀有关。

消渴的并发症常见的有：肺痨、白内障、雀目、耳聋、疮疖痈疽、中风偏瘫、水肿等。

本病以清热润燥，养阴生津为基本治疗原则。然无论上、中、下三消均应立足于滋肾养阴，燥热较甚时，可佐以清热；下消病久，阴损及阳者，宜阴阳并补。由于消渴病常能引起血瘀，故可在以上各法中，适当佐以活血化瘀之品。

分述如下：

1. 上消：肺热津伤

症状：烦渴多饮，口干舌燥，尿频量多，烦热多汗，舌边尖红，苔薄黄，脉洪数。

治法：清热润肺，生津止渴。

选方：消渴方[212]加减。

2. 中消：胃热炽盛

症状：多食易饥，形体消瘦，口渴，尿多，大便干燥，苔黄，脉滑实有力。

治法：清胃泻火，养阴增液。

选方：玉女煎[58]加黄连、栀子。

3. 下消：肾元亏虚

症状：肾阴亏虚者症见尿频量多，混浊如脂膏，或尿甜，头晕耳鸣，口干唇燥，皮肤干燥、瘙痒，舌红，脉沉细数；肾阴肾阳两虚者症见小便频数，混浊如膏，甚至饮一溲一，面色黧黑，耳轮焦干，腰膝酸软，形寒畏冷，阳痿不举，月经不调，舌淡，苔白，脉沉细无力。

治法：滋阴固肾或温阳滋肾固摄。

选方：六味地黄丸[57]或金匮肾气丸[154]加减，如阴阳气血俱虚，用鹿茸丸[237]加减。

以上各型消渴，如出现血瘀之证，可参用丹参、山楂、红花、桃仁等活血化瘀之品，以提高治疗效果。

【方歌】

1. 消渴方	2. 玉女煎
消渴方中花粉连，藕汁地汁人乳研， 或加姜蜜为膏服，泻火生津益血痊。	玉女清胃滋肾阴，膏知麦地牛膝引， 肾虚胃火相为病，烦热牙痛齿衄寻。

3. 六味地黄丸(汤)
　见"健忘"。

4. 金匮肾气丸
　见"哮病"。

5. 鹿茸丸
鹿茸丸中鹿苁蓉，骨脂玄参五味冬，
熟地萸膝地骨入，参芪茯苓内金终。

第二节　内伤发热

【要诀】

内伤发热病缠绵，气血阴阳脏腑偏，
体虚情志食劳因，孟浪发散或苦寒，
补中归脾气血用，阴阳清骨肾气丸，
气郁丹栀湿三仁，瘀血发热血府擅。

【词解】

病缠绵：内伤发热一般起病较缓，病程较长，缠绵难愈。

孟浪发散或苦寒：孟浪者治疗内伤发热时常滥用辛散、苦寒之品。

丹栀：丹栀逍遥散。

血府：血府逐瘀汤。

【释义】

内伤发热是以气血阴阳亏虚，脏腑功能失调为基本病机，以发热为主要临床表现的病证。一般起病较缓，病程较长，临床表现以低热为多，但有时是高热，或自觉发热而体温并不升高。

本病主要由久病体虚、情志失调、饮食劳倦、外伤出血等内因所引起，以及气、血、湿等郁结壅遏所致，亦有少数始为外感，久则导致脏腑亏虚而引起者。内伤发热的基本病机是气血阴阳亏虚，脏腑偏盛偏衰，功能失调。

内伤发热应着重与外感发热相鉴别。内伤发热由内因引起，起病缓慢，一般病程较长或有反复发作的病史，以低热者为多，或仅自觉发热。其热时作时止，或发无定时。大多发热而不恶寒，或虽感怯冷但得衣被则轻。内伤发热通常伴有头晕、神疲、自汗盗汗、脉弱无力等症。而外感发热由外邪所致，起病较急，病程较短，多表现为高热。发热初期常伴恶寒，其寒虽得衣被而不减，常兼见头身疼痛、鼻塞、流涕、咳嗽、脉浮等症。

对内伤发热的辨证，首先应根据病史、症状、脉象等辨明症候的虚实，虚在气、血、阴、阳，实在气郁、湿郁、血瘀。若表现为虚实夹杂者，应区别其主次。

治疗发热的基本原则是针对不同症候的病机，即虚者采用益气、养血、滋阴、温阳等补法为主，阴虚者可适当配伍清退虚热药；实者根据不同情况以解郁、活血、除湿为主，适当配伍清热药。虚实夹杂者，则宜兼顾之。切不可一见发热便使用发散或苦寒之剂。对内伤发热来说，发散易于耗气伤津，苦寒则易伤败胃气或化燥伤阴，反使病情加重。

分述如下：

1. 气虚发热

症状：发热，热势常在劳累后发生或加剧，热势或低或高，头晕乏力，气短懒言，自汗，易于感冒，食少便溏，舌质淡、苔薄白，脉细弱。

治法：益气健脾，甘温除热。

选方：补中益气汤[143]加减。

2. 血虚发热

症状：发热多为低热，头晕眼花，身倦乏力，心悸不宁，面白少华，唇甲色淡，舌质淡，脉细弱。

治法：益气养血。

选方：归脾汤[77]加减。

3. 阴虚发热

症状：午后或夜间发热，手足心发热，或骨蒸潮热，心烦少寐，盗汗，口干咽燥，大便干结，尿少色黄，舌质干红、无苔或少苔，脉细数。

治法：滋阴清热。

选方：清骨散[242]加减。

4. 阳虚发热

症状：发热而欲近衣，形寒怯冷，四肢不温，少气懒言，头晕嗜卧，纳少便溏，舌质淡胖有齿痕、苔白润，脉沉细无力。

治法：温补阳气，引火归原。

选方：金匮肾气丸[154]加减。

5. 气郁发热

症状：时觉身热心烦，发热多为低热，热势常随情志波动而起伏，精神抑郁或烦躁易怒，胸胁胀闷，喜叹息，口苦而干，苔黄，脉弦数。妇女常见月经不调，经来腹痛，或乳房发胀。

治法：疏肝解郁，清肝泻热。

选方：丹栀逍遥散[52]加减。

6. 湿阻发热

症状：低热，午后较甚，心内烦热，胸闷脘痞，不思饮食，渴不欲饮，大便不爽或溏薄，舌苔白腻或黄腻，脉濡数。

治法：清热利湿。

选方：三仁汤[14]加减。

7. 瘀血发热

症状：午后或夜晚发热，或自觉身体某些局部发热，口干咽燥而不欲饮，躯干或四肢有固定痛处或肿块，甚或肌肤甲错，面色萎黄或暗黑，舌质紫暗或有瘀点、瘀斑，脉涩。

治法：活血化瘀。

选方：血府逐瘀汤[117]加减。

【方歌】

1. 补中益气汤
   见"多寐"。

2. 归脾汤。
   见"心悸"。

3. 清骨散
清骨散君银柴胡，胡连秦艽鳖甲辅，
地骨青蒿知母草，骨蒸劳热一并除。

4. 金匮肾气丸。
   见"喘证"。

5. 丹栀逍遥散
逍遥散用当归芍，柴苓术草加姜薄，
更有丹栀逍遥散，调经解郁清热著。

6. 三仁汤
三仁杏蔻薏苡仁，朴夏白通滑竹群，
开上畅中还渗下，湿温初起法堪遵。

7. 血府逐瘀汤
   见"胸痹"。

第三节　郁　证

【要诀】

情志不舒郁证生，六郁总有气郁成，
肝气郁结郁化火，柴胡丹栀证不同，
半夏厚朴主梅核，甘麦忧郁伤神灵，
心脾两虚归脾施，阴虚火旺滋水清。

【词解】

六郁：即气、血、火、食、湿、痰六种郁证。

柴胡：柴胡疏肝散。

丹栀：丹栀逍遥散。

梅核：梅核气，气滞痰郁所引起的咽中不适，如有物梗阻，咯之不出，咽之不下。

【释义】

郁证是由于情志不舒，气机郁滞而引起的一类病证。郁证的主要表现是心情抑郁，情绪不宁，胁肋胀痛，或易怒善哭，以及咽中如有异物梗阻等复杂症状。

郁证的发生，是由于情志所伤，肝气郁结逐渐引起五脏气机不和所致。郁怒、思虑、悲哀、忧愁等七情所伤，均可导致肝失疏泄，脾失运化，心神失常，脏腑阴阳气血失调。由此可见，郁证主要是肝、脾、心三脏受累及气血失调所致。

著名医家朱丹溪提出郁证有六种，即气郁、血郁、火郁、食郁、湿郁、痰郁。导致郁证产生的病机主要是气血不和，《丹溪心法·六郁》中提出："气血冲合，万病不生，一有怫郁，诸病生焉，故人身诸病，多生于郁。"可见情志波动，失其常度，可导致气机郁滞。气滞日久，由气及血，即可引起多种症状，变生多端，产生"六郁"。其中以气郁为先，而后血、热、食、湿、痰诸郁才能形成。

理气开郁，疏通气机，怡情易性是治疗郁证的基本治则。早期疏通气机对于防止病情的发展，具有重要意义。郁证初起，总属情志所伤，气分郁结，其临床表现为悒郁不畅，精神不振，胸闷胁痛，善太息，不思饮食等症。《证治汇补·郁证》提出："郁病虽多，皆因气不周流，法当顺气为先。"《医方论·越鞠丸》中亦说："凡郁病必先气病，气得流通，郁于何有？"当然临床治疗时，又当明辨虚实，实证以疏肝理气为主，依其病情分别配以行血、化痰、利湿、清热、消食之剂，虚证则以益气养血扶正为法。

本病精神疗法甚为重要。必须解除患者的思想负担，充分调动其积极因素，使其树立乐观主义精神，并积极进行锻炼，如练气功、打太极拳等，常可收到事半功倍之效。正如《临证指南医案·郁证》所说："郁证全在病者能移情易性。"

分述如下：

（一）实证

1. 肝气郁结

症状：精神抑郁，情绪不宁，常喜太息，胸胁胀痛，痛无定处，脘闷嗳气，腹胀纳呆，或呕吐呃逆，大便失常，女子月事不行，乳房胀满，苔薄腻，脉弦。

治法：疏肝解郁，理气畅中。

选方：柴胡疏肝散[203]加减。

2. 气郁化火

症状：性情急躁易怒，胸闷胁胀，嘈杂吞酸，口干而苦，大便秘结，或头痛，目赤，耳鸣，舌质红、苔黄，脉弦数。

治法：清肝泻火，解郁和胃。

选方：丹栀逍遥散[52]加减。

3. 痰气郁结

症状：精神抑郁，自觉咽中不适，似有物梗阻，咯之不出，咽之不下，胸中窒闷，或胁肋胀满，舌苔白腻，脉弦滑。

治法：行气解郁，化痰散结。

选方：半夏厚朴汤[96]加减。

注：《医宗金鉴·诸气治法》将本证称为"梅核气"。

（二）虚证

1. 忧郁伤神

症状：精神恍惚，心神不宁，悲忧善哭，喜怒无常，时时欠伸，舌质淡、苔薄白，脉弦细。

治法：甘润缓急，养心安神。

选方：甘麦大枣汤[63]加减。

注：《金匮要略·妇人杂病脉证并治》将本证称为"脏躁"。

2. 心脾两虚

症状：多思善疑，心悸胆怯，少寐健忘，面色不华，头晕神疲，食欲不振，舌质淡、苔薄白，脉细弱。

治法：健脾养心，益气补血。

选方：归脾汤[77]加减。

3. 阴虚火旺

症状：眩晕，心悸，少寐，心烦易怒，五心烦热，或遗精腰酸，女子月经不调，舌质红，脉细数。

治法：滋阴清热，镇心安神。

选方：滋水清肝饮[260]加减。

【方歌】

1. 柴胡疏肝散　　　　2. 丹栀逍遥散　　　　3. 半夏厚朴汤
　见"胃痛"。　　　　　见"内伤发热"。　　　　见"呕吐"。

4. 甘麦大枣汤　　　　　　　　　　　　　　5. 归脾汤
甘草小麦大枣汤，妇人脏躁性反常，　　　　见"心悸"。
精神恍惚悲欲哭，和肝滋脾自然康。

6. 滋水清肝饮

滋水清肝地萸芍，当归茯苓枣山药，
丹皮栀泽柴胡配，滋肝养肾降火好。

第四节　汗　证

【要诀】

阴阳失调汗液出，互根当究五车书，
古云盗汗多阴虚，自汗阳赢卫外疏，
阴则六黄归脾补，阳则玉屏桂枝主，
脱汗参附急回阳，黄汗龙胆战酌处。

【词解】

五车书：形容书多。《庄子》："惠施多方，其书五车。"此处引用，以说明阴阳之间互根互用的道理深奥，汗证产生的基本病机是阴阳失调。

桂枝：此处指桂枝汤。

龙胆：此处指龙胆泻肝汤。

战酌处：战汗据临床情况酌情处理。

【释义】

汗证是由于人体阴阳失调，腠理不固，而引起汗液外泄失常的病证。以不因外界环境因素的影响，在头面、颈胸、四肢、全身出汗超出正常者为诊断的依据。寐中汗出，醒来自止者为盗汗；白昼时时汗出，动辄益甚者为自汗；在病危时全身大汗淋漓，汗出如油者为脱汗；汗出色黄，染衣着色者为黄汗；在外感热病中，突见肢冷脉伏，全身战栗而汗出者为战汗。

汗证既可单独出现，也可作为症状而伴见于其他疾病的过程中。本篇所论系属前者，因其他疾病所致者也可参照论治。因气候、穿衣、饮食、劳动等情况的影响而汗量增加，并无不适，属正常生理现象，与本证无涉。

汗证产生的原因甚为复杂，诸如病后体虚、情志不调、嗜食辛辣、邪客表虚、热邪郁蒸等均可引起本病。汗证产生的基本病机是阴阳之间互根互用的关系失常而导致的阴阳失调，腠理不固。

汗证的辨证，应着重辨别阴阳虚实。汗证属虚者多，古人多认为盗汗属阴虚，自汗属阳虚。如《临证指南医案·汗》云："阳虚自汗，治宜补气以卫外；阴虚盗汗，治当补阴以营内。"然这仅是一般情况，不能概括全部，

115

因湿热郁蒸者，则属实证。脱汗则属阳气暴脱，阳不敛阴，阴阳离绝；黄汗为湿热熏蒸肝胆，外渍肌肤所致；战汗为热邪流连气分日久，邪正相持，正气鼓邪外出的表现。

汗证的治疗原则，以调和阴阳为基本治则。虚证应益气养阴温阳，固表敛汗；实证当清泻里热，化湿和营；虚实夹杂者，则根据虚实的主次而适当兼顾。此外，由于汗证均以腠理不固、津液外泄为其基本病变，故可酌加麻黄根、浮小麦、五味子、牡蛎等固涩之品，以增强止汗作用。

汗出之时，毛窍开张，腠理空虚，当避风寒以防感冒。汗出之后，及时擦拭。汗出多者，勤换内衣，保持清洁。

分述如下：

（一）盗汗

1. 阴虚火旺

症状：夜寐盗汗，或有自汗，虚烦少寐，五心烦热，或兼午后潮热两颧色红，久咳虚喘，形体消瘦，女子月经不调，男子梦遗口渴，舌红、少苔，脉细数。

治法：滋阴降火。

选方：当归六黄汤[114]加减。

2. 心血不足

症状：夜寐盗汗，醒则自止，心悸，失眠，眩晕，气短神疲，面色少华，口唇色淡，舌质淡、苔薄，脉虚细。

治法：补血养心。

选方：归脾汤[77]加减。

（二）自汗

1. 肺卫不固

症状：汗出恶风，稍劳尤甚，易于感冒，体倦乏力，面色少华，苔薄白，脉细弱。

治法：益气固表。

选方：玉屏风散[61]加减。

2. 营卫不和

症状：汗出恶风，周身酸楚，时寒时热，或表现半身、某局部出汗，苔薄白，脉缓。

治法：调和营卫。

选方：桂枝汤[198]加减。

（三）脱汗

症状：多在病情危重之时，可见大汗淋漓、汗出如油、精神疲惫、四肢厥冷、气短息微、舌痿少津、脉微欲绝，或脉大无力。

治法：回阳救逆，益气固脱。

选方：参附汤[162]加味。

（四）黄汗

症状：蒸蒸汗出，汗出而黏或衣被黄染，面赤炽热，烦躁，口苦，小便色黄，舌苔薄黄，脉弦数。

治法：清肝泻热，化湿和营。

选方：龙胆泻肝汤[74]加减。

（五）战汗

症状：多发生在急性热病中，突然全身恶寒、战栗，而后全身大汗淋漓，可兼发热、口渴、躁扰不宁等，舌质红、苔薄黄，脉细数。

治法：扶正祛邪。

选方：恶寒战栗汗出顺利者，无须特殊治疗，可进食稀粥，静卧调养；若战而无汗，属正气亏虚，用人参、生姜煎汤服之，以扶正祛邪；若汗出过多，见精神疲惫，四肢厥冷者，治以回阳固脱，益气生津，用参附汤[162]或生脉散[85]煎汤频服。

【方歌】

    1. 当归六黄汤

当归六黄二地黄，芩连芪柏共煎尝，
滋阴泻火兼固表，阴虚火旺盗汗良。

  2. 归脾汤   3. 玉屏风散

  见"心悸"。   见"哮病"。

  4. 桂枝汤   5. 参附汤   6. 龙胆泻肝汤

  见"外感发热"。   见"胸痹"。   见"不寐"。

第五节　血　证

【要诀】

一、血证总括

    血证病机归热虚，上溢下泄渗肤肌，

    辨清部位明脏腑，三大治则火血气。

二、血证分类

（一）鼻衄

    鼻衄热迫肺胃肝，桑菊玉女龙胆煎，

归脾汤补气血亏，局部用药效更添。

(二) 齿衄

齿衄胃火循经冲，清胃泻心合方攻，

肝肾阴亏相火浮，六味地黄茜根终。

(三) 咯血

咯血总由肺中来，燥热桑杏汤化裁，

肝火泻白黛蛤合，阴虚百合固金筛。

(四) 吐血

吐血由胃呕吐出，泻心十灰胃热著，

肝火犯胃龙胆泻，气虚血溢归脾主。

(五) 便血

便血肠道湿热致，地榆散合槐角施，

若由脾胃虚寒生，黄土汤方温而止。

(六) 尿血

尿血实热小蓟饮，虚热知柏地黄斟，

脾虚归脾汤堪用，肾虚山药功中肯。

(七) 紫斑

紫斑血热妄行伤，犀角地黄汤最良，

虚火茜根散增损，气不摄血归脾汤。

【词解】

龙胆：龙胆泻肝汤。

筛：筛选，加减。

山药：无比山药丸。

【释义】

凡血液不循常道，或上溢于口鼻诸窍，或下泄于前后二阴，或渗出于肌肤所形成的疾患，可统称为血证。

血证的产生主要是因感受热和燥等外邪，饮酒过多或过食辛辣厚味，情志过极化火，劳倦伤气或久病热病之后等几个方面。

血证的病机变化非常复杂，但概括起来可归纳"热"和"虚"两字，即火热熏灼，迫血妄行和气虚不摄，血溢脉外两大类。《景岳全书》即提纲挈领地将其概括为"火盛"及"气伤"两个方面。

在火热之中，又分实火和虚火。外感风热燥火，湿热内蕴，肝郁化火等，均属实火，而阴虚火旺之火则属虚火；气虚之中，又见气损及阳，阳气也虚者。从症候之虚实来说，由火热亢盛所致者属于实证，而阴虚火旺及气虚不摄所致者则属虚证。

血证的辨证要点，首先应辨清出血的部位及相关的脏腑。例如，同属鼻衄，但其脏腑病位有在肺和在肝的不同，应根据病史及临床表现等加以辨识。其次应辨清症候的虚实，分清实热、阴虚和气虚的不同。

血证的治疗可归纳为治火、治气、治血这三大原则。一曰治火，实火当清热泻火，虚火当滋阴降火；二曰治气，实证当清气降气，虚证当补气益气；三曰治血，应根据情况选用凉血止血、收敛止血或活血止血等法。因血证之中以热迫血行所致者较多，所以凉血止血药应用也较多。

分述如下：

（一）鼻衄

鼻中出血，谓之鼻衄，它在血证中最为常见。其发病原因多由火热迫血妄行所致，尤以肺热、胃热、肝火为多，也有少数人，由正气亏虚、血失统摄引起。

1. 热邪犯肺

症状：鼻衄，口干咽燥，鼻燥，或兼有身热咳嗽痰少等症，舌质红、苔薄，脉数。

治法：清泻肺热，凉血止血。

选方：桑菊饮[221]加减。

2. 胃热炽盛

症状：鼻衄，或兼齿衄，血色鲜红，口渴欲饮，口干臭秽，烦躁，便秘，舌红、苔黄，脉数。

治法：清胃泻火，凉血止血。

选方：玉女煎[58]加减。

3. 肝火上炎

症状：鼻衄，头痛，目眩，耳鸣，烦躁易怒，两目红，口苦，舌红，脉弦数。

治法：清肝泻火，凉血止血。

选方：龙胆泻肝汤[74]加减。

4. 气血亏虚

症状：鼻衄，或兼齿衄、肌衄，神疲乏力，面白无华，头晕，耳鸣，心悸，夜寐不宁，舌质淡，脉细无力。

治法：补气摄血。

选方：归脾汤[77]加减。

发生鼻衄时应结合局部用药，及时止血。可选用云南白药局部止血，或用棉花蘸青黛粉塞入鼻腔，也可用湿棉条蘸塞鼻散（百草霜、龙骨、枯矾，共研极细末）塞鼻。

（二）齿衄

齿龈出血谓之齿衄，也称牙衄。阳明经入二齿龈，齿为骨之余，故齿衄主要与胃肠及肾有关。内科范围的齿衄主要有以下两种。

1. 胃火炽盛

症状：齿衄，血色鲜红，齿龈红肿、疼痛，头痛，口臭，舌红、苔黄，脉洪数。

治法：清胃泻火，凉血出血。

选方：加味清胃散[101]合泻心汤[156]加减。

2. 阴虚火旺

症状：齿衄，血色淡红，常因受热烦劳而诱发，齿摇不坚，舌红，苔少，脉细数。

治法：滋阴降火，凉血止血。

选方：六味地黄丸[57]合茜根散[170]加减。

（三）咯血

血由肺中来，经气道咳嗽而出，或痰中带血丝，或痰血相兼，或纯血鲜红，间夹泡沫，均称咯血。

1. 燥热伤肺

症状：喉痒咳嗽，痰中带血，口干鼻燥，或身热，舌红少津，苔薄黄，脉数。

治法：清热润肺，宁络止血。

选方：桑杏汤[220]加减。

2. 肝火犯肺

症状：咳嗽阵作，痰中带血或纯血鲜红，胸胁胀痛，烦躁易怒，口苦，舌质红、苔薄黄，脉弦数。

治法：清肝泻肺，凉血止血。

选方：泻白散[157]合黛蛤散[275]加减。

3. 阴虚肺热

症状：咳嗽痰少，痰中带血，或反复咯血，血色鲜红，口干咽燥，颧红，潮热盗汗，舌质红，脉细数。

治法：滋阴润肺，宁络止血。

选方：百合固金丸[112]加减。

(四) 吐血

血由胃来，经呕吐而出，血色红或紫暗，常夹有食物残渣，称为吐血，也称为呕血。

吐血与咯血均经口而出，应予鉴别：咯血之血色鲜红，常混有泡沫痰涎，咯血之前多有咳嗽、喉痒、胸闷等症状，大量咯血之后，可见痰中带血数天。而吐血之血色紫暗，常夹有食物残渣，吐血之前多有胃脘不适或胃痛恶心等症状，吐血之后大便多呈黑色。

1. 胃热壅盛

症状：吐血色红或紫暗，夹有食物残渣，脘腹胀闷，甚则作痛，口臭，便秘或大便色黑，舌红、苔黄腻，脉滑数。

治法：清胃泻火，化瘀止血。

选方：泻心汤[156]合十灰散[5]加减。

2. 肝火犯胃

症状：吐血色红或紫暗，口苦胁痛，心烦易怒，寐少梦多，舌质红绛，脉弦数。

治法：泻肝清胃，凉血止血。

选方：龙胆泻肝汤[74]加减。

3. 气虚血溢

症状：吐血缠绵不止，时轻时重，血色暗淡，神疲乏力，心悸气短，面色苍白，舌质淡，脉细弱。

治法：健脾，益气，摄血。

选方：归脾汤[77]加减。

本病应严防暴饮暴食，忌食烟酒及辛辣动火之品，并要注意精神及生活起居的调养。

(五) 便血

凡血从肛门排出体外，无论便前便后下血，或单纯下血，或与粪便混杂而下，均称为便血。便血由胃肠之脉络受损所致。

1. 肠道湿热

症状：便血鲜红，大便不畅或稀溏，或有腹痛，口苦，苔黄腻，脉濡数。

治法：清化湿热，凉血止血。

选方：地榆散[106]或槐角丸[264]加减。

2. 脾胃虚寒

症状：便血紫暗，甚则黑色，腹部隐痛，喜热饮，面色不华，神倦懒言，便溏，舌质淡，脉细。

治法：健脾温中，养血止血。

选方：黄土汤[225]加减。

（六）尿血

小便中混有血液甚至有血块的病证称为尿血。随出血量多少的不同，而使小便呈淡红色、鲜红色、茶褐色。尿中有血分为尿血及血淋两种情况：临床上以排尿不痛或痛不明显者称为尿血，尿血而兼小便滴沥涩痛者称血淋。尿血的病位在肾及膀胱，其主要的病机是热伤脉络及脾肾不固。而热伤脉络之中又有实热和虚热之分；脾肾不固中又有脾虚、肾虚之别。

1. 下焦热盛

症状：尿血鲜红，小便黄赤灼热，心烦口渴，面赤口疮，夜寐不安，舌红，脉数。

治法：清热泻火，凉血止血。

选方：小蓟饮子[29]加减。

2. 肾虚火旺

症状：小便短赤带血，头晕耳鸣，神疲，颧红潮热，腰膝酸软，舌质红，脉细数。

治法：滋阴降火，凉血止血。

选方：知柏地黄丸[152]加减。

3. 脾不统血

症状：久病尿血，面色不华，体倦乏力，气短声低，或兼齿衄、肌衄，舌质淡，脉细弱。

治法：补脾摄血。

选方：归脾汤[77]加减。

4. 肾气不固

症状：久病尿血，色淡红，头晕耳鸣，精神困惫，腰脊酸痛，舌质淡，脉沉弱。

治法：补益肾气，固摄止血。

选方：无比山药丸[37]加减。

（七）紫斑

血液溢出于肌肤之间，皮肤表现青紫斑点或斑块的病证，称为紫斑，也有称为肌衄者。这里主要讨论内科杂病范围的紫斑。

1. 血热妄行

症状：皮肤出现青紫斑点或斑块，或伴有鼻衄、齿衄、便血、尿血，或有发热、口渴、便秘等，舌红、苔黄，脉弦数。

治法：清热解毒，凉血止血。

选方：犀角地黄汤[262]加减。

2. 阴虚火旺

症状：皮肤青紫斑点或斑块，时发时止，常伴鼻衄、齿衄或月经过多，颧红，心烦，口渴，手足心热，或有潮热，盗汗，舌质红、苔少，脉细数。

治法：滋阴降火，宁络止血。

选方：茜根散[170]加减。

3. 气不摄血

症状：久病不愈，反复发生肌衄，神疲乏力，头晕目眩，面色苍白或萎黄，食欲不振，舌质淡，脉细弱。

治法：补气摄血。

选方：归脾汤[77]加减。

【方歌】

1. 桑菊饮
见"咳嗽"。

2. 玉女煎
见"消渴"。

3. 龙胆泻肝汤
见"不寐"。

4. 归脾汤
见"心悸"。

5. 加味清胃散
加味清胃升麻连，当归生地牡丹研，
犀角连翘生甘草，胃火吐衄及牙宣。

6. 泻心汤
见"痞满"。

7. 六味地黄丸（汤）
见"健忘"。

8. 茜根散
景岳全书茜根散，凉血止血滋阴擅，
茜草黄芩侧柏叶，生地阿胶甘草全。

9. 桑杏汤
见"咳嗽"。

10. 泻白散
泻白桑白地骨皮，甘草粳米四般齐，
肺中伏火病咳喘，泻肺清金功效奇。

11. 黛蛤散
见"咳嗽"。

12. 百合固金丸
见"肺痨"。

13. 十灰散
十灰散用十般灰，柏茜茅荷丹棕随，
二蓟栀黄皆炒黑，凉降止血此方推。

14. 地榆散
地榆散方用多验，地榆茜根黄芩连，
山栀茯苓六味配，清热化湿凉血专。

15. 槐角丸
槐角丸有地榆防，当归黄芩枳壳匡，
血热得凉自可止，擅治肠风又脱肛。

16. 黄土汤
黄土汤用灶心土，芩胶地黄草术附，
便后下血功独擅，吐衄崩漏亦可瘳。

17. 小蓟饮子　　18. 知柏地黄丸　　19. 无比山药丸　　20. 犀角地黄汤
　　见"淋证"。　　　　见"淋证"。　　　　见"淋证"。　　　　见"外感发热"。

第六节　痰　饮

【要诀】

一、痰饮总括

痰饮确缘水内停，医圣金匮论最精，

痰悬溢支宜温化，阴盛阳虚标本明。

二、痰饮分类

(一) 痰饮

饮留胃肠名痰饮，苓桂术甘半夏斟，

甘遂半夏或己椒，虚实主次应细分。

(二) 悬饮

邪犯胸肺柴枳长，若停胸胁十枣良，

络气不和香附使，阴虚内热沙麦尝。

(三) 溢饮

淫溢肢体溢饮名，发表化饮证能平，

小青龙汤加减用，肺脾水气定可清。

(四) 支饮

支饮触发为邪实，寒邪伏肺青龙施，

苓桂术甘或肾气，缓解脾肾阳虚时。

【词解】

半夏：小半夏加茯苓汤。

香附：香附旋覆花汤。

青龙：小青龙汤。

【释义】

痰饮是指体内水液输布运化失常，停积于身体某些部位的一类病证。张仲景《金匮要略》首创"痰饮"病名，予以专篇论述。痰饮有广义、狭义之分，广义者是诸饮的总称，狭义者是诸饮中的一个类型。据水饮停积的部位可分为四类：停留胃肠者为痰饮，水流胁下者为悬饮，淫溢肢体者为溢饮，支撑胸肺者为支饮。

本病的成因为感受寒湿，饮食不当，或劳欲所伤，以致肺脾肾三脏的气化功能失调，三焦气化失宣，水谷不得化为精微输布周身，津液停积，变生痰饮。三焦气化失宣是形成痰饮的主要病机。

痰饮总属阴盛阳虚，本虚标实之证（本虚为阳气不足，标实指水饮停聚）。由于阳虚阴盛，输化失调，因虚致实，水液停积为患。其中，虽有饮热相杂之候，但究属少数。

痰饮的病证，首先应根据其所在部位区别四种不同证型，同时尚需掌握阳虚和阴盛，本虚和标实之间的主次。痰饮的治疗当以温化为总原则。因饮为阴邪，遇寒则聚，得温则行，故《金匮要略》提出："病痰饮者，当以温药和之。"同时还当分别标本缓急，根据表里虚实的不同，采取相应的处理。水饮壅盛者去饮治标，阳微气虚者温阳治本；在表者宜温散发汗，在里者宜温化利水；正虚者宜补，邪实者当攻；如属邪实正虚，治当攻补兼施，饮热相杂者，又当温凉并用。

分述如下：

（一）痰饮

1. 脾阳虚弱

症状：心下痞闷，胃中有振水声，胸胁支满，脘腹喜温畏冷，背寒，呕吐清水痰涎，水入易吐，口渴不欲饮，心悸，气短，头昏目眩，食少，大便或溏，身体逐渐消瘦，舌苔白滑，脉弦细而滑。

治法：温脾化饮。

选方：苓桂术甘汤[149]合小半夏加茯苓汤[30]。

2. 饮留胃肠

症状：心下坚满或痛，自利，利后反快，虽利下但续坚满，或水走肠间、沥沥有声，腹满，舌苔腻，色白或黄，脉沉弦或伏。

治法：攻下逐饮。

选方：甘遂半夏汤[66]或己椒苈黄丸[33]加减。

（二）悬饮

1. 邪犯胸肺

症状：寒热往来，身热起伏，汗少；或发热不恶寒，有汗而热不解，咳嗽，少痰，气急，胸胁刺痛，呼吸、转侧疼痛加重。心下痞硬，干呕，口苦，咽干，舌苔薄青或黄，脉弦数。

治法：和解宣利。

选方：柴枳半夏汤[205]加减。

2. 饮停胸胁

症状：咳唾引痛，但胸胁痛势较初期减轻，而呼吸困难则加重，咳喘气逆息促，不能平卧，或仅能平卧于停饮的一侧。病侧肋间胀满，甚则可见胸廓隆起，舌苔薄白腻，脉沉弦或脉滑。

治法：逐水祛饮。

选方：十枣汤[6]或控涎丹[224]加减。

二方均为攻逐水饮之剂，前方力峻，体实证实、积饮量多者用之；后方药力较缓，反应较轻，有宣肺理气之功。

3. 络气不和

症状：胸胁疼痛，胸闷不舒，胸痛如灼，或感刺痛，呼吸不畅，或有闷咳，甚则迁延经久不愈，天阴时更为明显，舌苔薄，质暗，脉弦。

治法：理气和络。

选方：香附旋覆花汤[178]加减。

4. 阴虚内热

症状：咳呛时作，咯吐少量黏痰，口干咽燥，或午后潮热、颧红、心烦；手足心热，盗汗，或伴胸胁闷痛，病久不复，形体消瘦，舌质偏红，少苔，脉细数。

治法：滋阴清热。

选方：沙参麦冬汤[135]或泻白散[157]加减。

前方清肺润燥，养阴生津，用于干咳，痰少，咽干，口干，舌质偏红；后方清肺降火，用于咳呛气逆，肌肤蒸热。

（三）溢饮

症状：身体疼痛而沉重，甚则肢体水肿，形寒，无汗或有喘咳，痰多白沫，胸闷，干呕，口不渴，舌苔白，脉弦紧。

治法：发表化饮。

选方：小青龙汤[25]加减。

（四）支饮

1. 寒饮伏肺

症状：咳嗽喘满不得卧，痰吐白沫量多，往往经久不愈，天冷受寒加重，甚则引起面浮跗肿。或平素伏而不作，每遇寒即发，发则寒热，背痛，腰痛，目泣，身体振振瞤动，舌苔白滑或白腻，脉弦紧。

治法：温肺化饮。

选方：小青龙汤[25]加减。

2. 脾肾阳虚

症状：喘促，动则更甚，气短，或咳而气怯，痰多，食少，胸闷，怯寒肢冷，神疲，小腹拘急不仁，脐下悸动，小便不利，足跗水肿，或吐涎沫而头目昏眩，舌苔白润或灰腻、舌质胖大，脉沉细兼滑。

治法：温补脾肾，以化水饮。

选方：金匮肾气丸[154]或苓桂术甘汤[149]加减。

二方均能温阳化饮，但前方补肾，后方温脾，主治各异。

【方歌】

1. 苓桂术甘汤
　　见"心悸"。

2. 小半夏加茯苓汤
小半夏加茯苓汤，和胃降逆夏生姜，
健脾渗湿茯苓入，水停心下呕眩康。

3. 甘遂半夏汤
甘遂半夏金匮方，遂夏芍蜜甘草襄，
饮留胃肠此方施，遂草相反义深广。

4. 己椒苈黄丸
己椒苈黄治饮方，腹满便秘尿少当，
此因水聚肠间起，前后分消病自康。

5. 柴枳半夏汤
柴枳半夏用柴胡，枳壳半夏芩蒌辅，
桔梗杏仁青皮草，和解清热饮邪除。

6. 十枣汤
十枣逐水效堪夸，甘遂大戟枣芫花，
悬饮潴留胸胁痛，大腹肿满用无差。

7. 控涎丹
十枣汤中遂戟花，强人伏邪效堪夸，
控涎丹用遂戟芥，葶苈大枣亦可加。

8. 香附旋覆花汤
香附旋覆出条辨，覆花香附苏夏添，
苡仁茯苓陈皮合，和络理气擅化痰。

9. 沙参麦冬汤
　　见"疹证"。

10. 泻白散
　　见"血证"。

11. 小青龙汤
　　见"外感发热"。

12. 金匮肾气丸
　　见"哮病"。

第八章　肢体经络病证

第一节　痹　证

【要诀】

　　　痹证风寒湿热乘，闭而为痛痹斯名，
　　　风盛走游防风取，寒则痛剧乌头通，
　　　重着麻木薏苡仁，红肿白虎加桂精，
　　　虚久独活寄生施，内舍至脏法道更。

【词解】

乘：侵袭。《素问·痹论》云："风寒湿三气杂至，合而为痹。"

痹：闭也，闭阻不通之意。

【释义】

　　痹证是由于风、寒、湿、热等外邪侵袭人体，闭阻经络，气血运行不畅所导致的肌肉、筋骨、关节等部位发生酸痛、麻木、重着、屈伸不利，甚至关节肿大灼热等为主要临床表现的病证。

　　痹证的发生主要是由于正气不足，感受风寒湿邪，或者感受风湿热邪所致。各种外邪侵袭人体，使肌肉关节、经络痹阻而形成痹证。风、寒、湿、热、痰、瘀等病邪滞留肢体关节、肌肉、筋骨，导致经脉闭阻，不通则痛，此为痹证的基本病机。

　　痹证与痿证的症状主要都在肢体、关节。前者以筋骨、肌肉、关节的酸痛、重着、屈伸不利为主要临床特点，有时也兼不仁或肿胀，但无瘫痪；而后者表现为肢体痿弱不用，肌肉瘦削。痿证一般不痛，痹证则均有疼痛。

　　痹证之辨证，首应辨明风寒湿痹与风湿热痹的不同。《金匮翼·热痹》云："热痹者，闭热于内也。"风湿热痹以关节红肿灼热疼痛为特点。风寒

128

湿痹则无局部红肿灼热，其中又以关节酸痛游走不定者为行痹；痛有定处，疼痛剧烈者为痛痹；肢体酸重，肌肤不仁者为着痹。病程久者，尚应辨识有无气血损伤及脏腑亏虚的症候。

痹证的基本治疗原则是祛邪通络，即祛风、散寒、除湿、清热及疏经通络等，后期还应适当配伍补益正气之剂。《医学心悟·痹》说："治行痹者，散风为主，而以除寒祛湿佐之，大抵参以补血之剂，所谓治风先治血，血行风自灭也。治痛痹者散寒为主，而以疏风燥湿佐之，大抵参以补火之剂，所谓热则流通，寒则凝塞，通则不痛，痛则不通也。治着痹者，燥湿为主，而以祛风散寒佐之，大抵参以补脾之剂，盖土旺则能胜湿，而气足自无顽麻也。"这段文字对风寒湿痹的治疗做了恰当的概括，临床上很有指导意义。

分述如下：

（一）风寒湿痹

1. 行痹

症状：肢体关节酸痛，游走不定，关节屈伸不利，可涉及肢体多个关节，或见恶风发热，苔薄白，脉浮。

治法：祛风通络，散寒除湿。

选方：防风汤[122]加减。

2. 痛痹

症状：肢体关节疼痛较剧，痛有定处，得热痛减，遇寒痛增，关节屈伸不利，局部皮色不红，触之不热，苔薄白，脉弦紧。

治法：温经散寒，祛风除湿。

选方：乌头汤[53]加减。

3. 着痹

症状：肢体关节重着、酸痛，或有肿胀，痛有定处，手足沉重，活动不便，肌肤麻木不仁，苔白腻，脉濡缓。

治法：除湿通络，祛风散寒。

选方：薏苡仁汤[272]加减。

（二）风湿热痹

症状：关节疼痛，局部灼热红肿，得冷稍舒，痛不可触，可病及一个或多个关节，多兼有发热、恶风、口渴、烦闷不安等全身症状，苔黄燥，脉滑数。

治法：清热通络，祛风除湿。

选方：白虎加桂枝汤[92]加减。

痹证日久，常出现气血不足及肝肾亏虚的症状，应祛邪扶正，攻补兼施，在祛风散寒除湿的同时，加入补益气血，滋养肝肾之品，可选用独活寄生汤[187]。痹久内舍于心，症见心悸，短气，动则尤甚，面色少华，舌质淡，脉虚数或结代者，治宜益气养心，温阳复脉，用炙甘草汤[155]加减。

【方歌】

1. 防风汤

防风汤中防麻黄，归桂秦艽葛根姜，
茯苓杏芩枣草配，祛风通络行痹方。

2. 乌头汤

历节疼来不屈伸，或加脚气痛维均，
芪芍麻草皆三两，五粒乌头煮蜜匀。

3. 薏苡仁汤

类证治裁薏仁汤，薏仁归芎麻桂羌，
独防川乌苍姜草，着痹沉重此方匡。

4. 白虎加桂枝汤
见"疟疾"。

5. 独活寄生汤

独活寄生艽防辛，芎归地芍桂苓均，
杜仲牛膝人参草，冷风顽痹屈能伸。

6. 炙甘草汤

炙甘草汤参桂姜，麦地胶枣麻仁襄，
心动悸兮脉结代，虚劳肺痿俱可尝。

第二节 痉 证

【要诀】

痉证项强背反张，邪壅经络胜湿汤，
瓜蒌桂枝与葛根，有汗为柔无汗刚，
热甚里实增承方，羚角定风更须详，
阴亏四物定风珠，大要外感与内伤。

【词解】

柔：指柔痉。

刚：指刚痉。

葛根：指葛根汤。

羚角：羚角钩藤汤。

【释义】

痉证是以项背强直，四肢抽搐，甚至口噤、角弓反张为主要表现的病证。

痉证的病因病机，可归纳为外感与内伤两大纲领。外感是风寒湿邪，侵袭人体，壅阻经络，气血不畅，或热盛动风，或热灼津液而致痉。内伤是阴虚血少，虚风内动，筋脉失养而致痉。外感和内伤病因上虽不相同，但导致发痉的病机，都是阴阳失调，阳动而阴不濡。

痉证病在筋脉，属肝所主，其病理变化主要在于阴虚血少，筋脉失养。筋脉因上述原因而失其濡养，则导致筋脉拘急，而成痉证。正如《景岳全书·痉证》说："愚谓痉之为病……其病在筋脉，筋脉拘急所以反张。"

痉证应与中风、痫病鉴别。中风虽可兼有筋脉拘急的抽搐症状，但同时可见口眼㖞斜，半身不遂，清醒后多有后遗症。痫病昏迷时筋脉拘急，四肢抽搐，但为时较短，多吐涎沫，或发出异常叫声，苏醒抽搐即止，一如常人。而痉证是以项背强急，四肢抽搐，甚至角弓反张为主症的病证，可见于多种疾病过程中。

本病临证时宜详辨外感、内伤及其虚实。外感属实，内伤多虚。治实当祛邪，采用祛风、散寒、除湿、清热等法；治虚当扶正，采用滋阴养血，息风舒筋通络的治疗方法。但切勿滥用镇潜息风之品以治标而忽视其本。

痉证往往见于某些疾病的危重阶段，可危及生命，因此防治颇为重要。见到高热、失血的病证，要及时清热、滋阴、养血，以防止痉证发生。

分述如下：

1. 邪壅经络

症状：风寒湿邪阻滞经络症见头痛，项背强直，恶寒发热，肢体酸重，苔薄白或白腻，脉浮紧，如寒邪较甚，症见无汗，苔薄白，脉浮紧等，则属刚痉；如风邪偏盛，症见项背强直，发热不恶寒，头痛汗出，苔薄白，脉沉细，病属柔痉。

治法：祛风散寒，和营燥湿；刚痉治宜解肌发汗；柔痉治宜和营生津。

选方：羌活胜湿汤[134]加减。刚痉用葛根汤[253]加减。柔痉用瓜蒌桂枝汤[93]加减。

2. 热甚发痉

症状：发热胸闷，口噤不得语，项背强急，甚至角弓反张，手足挛急，腹胀便秘，咽干口渴，心烦急躁，甚则神昏谵语，苔黄腻，脉弦数；若温病邪热，内传营血，热盛动风，可见壮热头痛，神志不清，口噤抽搐，角弓反张，舌质红绛、苔黄腻，脉弦数等。

治法：泻热存津，养阴增液；温病热盛动风者，治宜凉肝息风，清热透窍。

选方：增液承气汤[270]加减；羚角钩藤汤[240]加减。

3. 阴血亏虚

症状：素体阴亏血虚，或在失血、汗下太过之后，出现项背强急，四肢抽搐，头目昏眩，自汗，神疲，气短，舌淡红，脉弦细等症。

131

治法：滋阴养血。

选方：四物汤[79]合大定风珠[20]加减。

【方歌】

1. 羌活胜湿汤
   见"头痛"。

2. 葛根汤
   葛根汤内麻黄襄，二味加入桂枝汤，
   轻可去实因无汗，有汗加葛无麻黄。

3. 瓜蒌桂枝汤
   瓜蒌桂枝金匮方，调营和卫桂枝汤，
   瓜蒌根入柔筋脉，和营养津效彰彰。

4. 增液承气汤
   增液承气玄地冬，更加硝黄力量雄，
   温病阴亏实热结，养阴清热肠道通。

5. 羚角钩藤汤
   见"关格"。

6. 四物汤
   四物归地芍与芎，营血虚滞此方宗，
   妇女经病凭加减，临证之时可变通。

7. 大定风珠
   大定风珠鸡子黄，再合加减复脉汤，
   三甲并同五味子，滋阴息风是妙方。

第三节 痿 证

【要诀】

> 痿证筋缓无力用，肌萎主因肺热生，
> 针推气功综合治，独取阳明崇内经，
> 清燥救肺津伤效，加味二妙湿热蒸，
> 参苓白术脾胃弱，肝肾亏损虎潜充。

【词解】

主因肺热：《素问·痿论》指出本病的主要病因病机为"肺热叶焦"。

独取阳明：这是治痿的基本原则。《素问·痿论》提出"治痿者独取阳明"，其意乃是补脾胃，祛湿热（湿热去，则脾胃健）以滋养五脏的一种重要治疗措施。

【释义】

痿证是指肢体筋脉弛缓，软弱无力，不能随意运动，甚则肌肉萎缩的一种病证。《素问玄机原病式·五运主病》曰："痿，谓手足痿弱，无力以运行也。"痿证在临床上以下肢痿弱较为多见，故称"痿躄"。"痿"是指肢体痿弱不用，"躄"是指下肢软弱无力，不能步履之意。痿证亦有手足并见痿弱的，严重的甚至足不能任地，手不能握物，久则肌肉痿削，甚至瘫痪。

痹证后期，肢体关节疼痛，不能运动，肢体长期废用，亦有类似痿证之瘦削枯萎者。但痿证肢体关节一般不痛，痹证则均有疼痛。

《素问·痿论》指出本病的主要病因病机为"肺热叶焦"，肺燥不能输精于五脏，因而五体失养，肢体痿软。导致肺热叶焦的因素主要有：感受疫毒、湿热浸淫、饮食毒物、久病房劳等。痿证病变部位在筋脉肌肉，但根本在五脏虚损。本病与肺、脾胃、肝肾关系最为密切，但常常会互相传变，临床应予以细审。

痿证临床辨证应分清虚实。凡起病急，发展较快，属于肺热伤津，或湿热浸淫，多为实证。病史较久，起病与发展较慢，以脾胃肝肾亏虚为多者，属于虚证，亦有虚中夹实的。

关于痿证的治疗，《素问·痿论篇》指出："治痿者独取阳明。"所谓独取阳明，一则补益后天脾胃，二则清化阳明湿热。所谓"独取"，乃重视之意，非"唯独"之法。迄今在临床治疗痿证时，不论选方用药，针灸取穴，一般都重视调理脾胃这一治疗原则。同时，也不能以"独取阳明"统治各种类型的痿证，仍须辨证施治。补益肝肾、育阴清热等法亦常使用，并积极治疗痰、瘀等兼夹症，方能提高疗效。此外，采用针灸、推拿、气功，并加强肢体活动等，也是治疗痿证的不可缺少的治疗方法。

分述如下：

1. 肺热津伤

症状：发病急，病起发热，或热退后突然出现肢体软弱无力，可较快发生肌肉瘦削，皮肤干燥，心烦口渴，咳呛少痰，咽干不利，小便黄，大便干，舌质红、苔黄，脉细数。

治法：清热润燥，养肺生津。

方药：清燥救肺汤[249]加减。

2. 湿热浸淫

症状：起病较缓，逐渐出现肢体困重，痿软无力，尤以下肢或两足痿软为甚，或麻木，微肿，或足胫热气上腾，或有发热，胸痞脘满，小便短赤涩痛，苔黄腻，脉细数。

治法：清热利湿，通利筋脉。

选方：加味二妙散[98]加减。

3. 脾胃虚弱

症状：起病缓慢，肢体痿软无力，逐渐加重，肌肉萎缩，食少，便溏，腹胀，面浮而色不华，气短，神疲乏力，苔薄白，脉细。

治法：补脾益气，健运升清。

方药：参苓白术散[165]加减。

4. 肝肾亏损

症状：起病缓慢，渐见肢体痿软无力，尤以下肢明显，腰脊酸软，不能久立，或伴目眩发落、咽干耳鸣、遗精或遗尿，或妇女月经不调，甚者步履全废，腿胫大肉渐脱，舌红少苔，脉细数。

治法：补益肝肾，滋阴清热。

方药：虎潜丸[151]加减。

【方歌】

1. 清燥救肺汤
   见"肺痿"。

2. 加味二妙散
   加味二妙湿热蒸，两足痿软热难当，
   防己当归川萆薢，黄柏龟板牛膝苍。

3. 参苓白术散
   见"泄泻"。

4. 虎潜丸
   虎潜足痿是妙方，虎骨陈皮并锁阳。
   龟板干姜知母芍，再加柏地作丸尝。

第四节　腰　痛

【要诀】

腰痛悠悠酸无力，肾著沉沉不转移，
若还湿热伴热感，痛如锥刺属血瘀，
左右归丸肾虚主，甘姜苓术金匮立，
四妙身痛逐瘀施，综合治疗勿劳欲。

【词解】

肾著：指肾著病。《金匮要略·五脏风寒积聚病脉证并治》云："肾著之病，其人身体重，腰中冷，如坐水中……腰以下冷痛，腹重如带五千钱。"其证可参本病"寒湿腰痛"。

甘姜苓术：即甘姜苓术汤，又名肾著汤，源于张仲景《金匮要略》。

【释义】

腰痛是指以腰部疼痛为主要症状的一类病证，可表现在腰部一侧或两侧。因腰为肾之府，故腰痛与肾的关系最密切。

本病的发生，多因于感受寒湿、湿热，气滞血瘀，肾亏体虚所致。上述病因中因湿性重浊，最易痹着于腰部，故外感所致腰痛总离不开湿邪为患。而腰为肾之府，乃肾之精气所溉之域，故内伤则不外乎肾虚，内外二因又相互影响。肾虚是发病关键所在，风寒湿热的痹阻不行，常因肾虚而致。否则虽感外邪，亦不致出现腰痛。至于劳力扭伤，则和瘀血有关，临床上亦属多见。

腰痛辨证，首应分辨表里虚实寒热。感受外邪所致者，其证属表、属实，发病骤急，治宜祛邪通络，根据寒湿、湿热的不同，分别施治。肾精亏损所致者，其证属里、属虚，常见慢性反复发作，治宜补肾益气。然客邪久羁，损伤肾气，则成实中夹虚证，医者当细审邪正主次轻重，标本兼顾，方为合拍。气滞血瘀者，其证多实虚并见，治当活血行瘀，理气通络为主，善后还须调摄肾气，方能巩固疗效，以期治愈。

治疗本病，除内治外，尚可配合针灸、按摩、理疗、拔火罐、膏贴、药物熏洗等方法。综合治疗，疗效较好。本病的预防，应多进行以腰部运动为主的医疗体育活动，防止受凉及坐卧冷湿之地，避免劳欲太过。

分述如下：

1. 寒湿腰痛

症状：腰部沉沉，冷痛重着，转侧不利，逐渐加重，虽静卧痛不减或有加重，遇阴雨天疼痛加剧，舌苔白腻，脉沉而迟缓。

治法：散寒行湿，温经通络。

方药：甘姜苓术汤[65]加减。

2. 湿热腰痛

症状：腰部疼痛，痛处伴有热感，热天或雨天疼痛加剧，而活动后或可减轻，小便短赤，舌苔黄腻，脉濡数或弦数。

治法：清热利湿，舒筋止痛。

选方：四妙丸[78]加减。

3. 瘀血腰痛

症状：腰痛如刺，痛有定处，日轻夜重。证轻者俯仰不便，重则因痛剧不能转侧，痛处拒按，舌质紫暗，或有瘀斑，脉涩。部分患者有外伤史。

治法：活血化瘀，理气止痛。

选方：身痛逐瘀汤[132]加减。

4. 肾虚腰痛

症状：腰痛以酸软为主，喜按喜揉，腿膝无力，遇劳更甚，卧则减轻，常反复发作。偏阳虚者，则少腹拘急，面色㿠白，手足不温，少气乏力，脉沉细。偏阴虚者，则心烦失眠，口燥咽干，面色潮红，手足心热，舌红、少苔，脉沉细数。

治法：偏阳虚者宜温补肾阳，偏阴虚者宜滋补肾阴。

选方：偏阳虚者用右归丸[72]加减；偏阴虚者用左归丸[68]加减。

【方歌】

1. 甘姜苓术汤

甘姜苓术肾著方，腰冷身重又何妨，
暖土胜湿寒自去，金匮妙方源流长。

2. 四妙丸

二妙散中苍柏兼，若云三妙牛膝添，
再加苡仁名四妙，渗湿健脾功最全。

3. 身痛逐瘀汤

身痛逐瘀桃归芎，脂芄附羌与地龙，
牛膝红花没药草，通络止痛力量雄。

4. 右归丸
见"噎膈"。

5. 左归丸
见"眩晕"。

第五节 颤 证

【要诀】

颤证头部肢体摇，病重难治缓解少，
脑肾肝脾俱衰退，镇肝息风风阳扰，
痰热风动导痰导，气血亏虚八珍疗，
血瘀风动通窍活，髓海不足龟鹿膏。

【词解】

龟鹿膏：龟鹿二仙膏。

【释义】

颤证是以头部或肢体摇动颤抖，不能自制为主要临床表现的一种病证。轻者表现为头部摇动或手足微颤，重者可见头部、肢体颤动不止，甚则肢节拘急，失去生活自理能力。本病又称"振掉""颤振""震颤"。

本病多见于中老年人，男性多于女性，起病缓慢，逐渐发展加重，不能自行缓解，属难治之病。

颤证的发生，多因于年老体虚、髓海不足、气血亏虚、风阳内动、痰热动风等所致。本病病在筋脉，与脑、肾、肝、脾关系密切。脑为髓海，肾藏精，肝藏血主筋，脾为气血生化之源，上述各种原因，导致气血阴精亏虚，不能濡养筋脉，或痰浊、瘀血壅阻经脉，气血运行不畅，筋脉失养，从而导致颤证的发生。本证的病理性质总属本虚标实，本以气血阴精亏虚为主，标为风、火、痰、瘀为患。

治疗本病，应遵循急则治标，缓则治本，标本兼治三大法则。除内治外，尚可配合针灸、推拿、按摩、膏贴等方法。

分述如下：

1. 风阳扰动

症状：头摇肢颤，程度较重，不能自制，眩晕耳鸣，面赤烦躁，易激动，心情紧张时颤动加重，或项强不舒，舌质红、苔黄，脉弦。

治法：镇肝息风，舒筋止颤。

方药：镇肝息风汤[271]加减。

2. 痰热风动

症状：肢体颤震，头摇不止，重则手不能持物，咳吐黄稠痰，或形体肥胖，头晕目眩，胸脘痞闷，口苦口黏，舌质红、舌苔黄腻，脉弦滑数。

治法：清热化痰，平肝息风。

选方：导痰汤[121]加减。

3. 气血亏虚

症状：头摇肢颤，神疲乏力，面色少华，表情淡漠，动则气短，心悸健忘，眩晕纳呆，舌体胖大、舌质淡红、舌苔薄白，脉沉细无力。

治法：补益气血，濡养筋脉。

选方：八珍汤[12]加减。

4. 血瘀风动

症状：手足震颤，肌肉强直，动作减少，迟缓，肢体屈伸不利，时有头部刺痛或头部摇动，舌质暗红，或有瘀点、瘀斑，苔薄，脉细涩或脉沉涩。

治法：活血化瘀，息风定颤。

选方：通窍活血汤[219]加减。

5. 髓海不足

症状：头摇肢颤，善忘，甚或神呆，头晕目眩，耳鸣，或溲便不利，寤寐颠倒，甚则啼笑反常，言语失序，舌质淡红、舌体胖大，苔薄白，脉多沉弱或弦细。

治法：填精益髓，育阴息风。

选方：龟鹿二仙膏[133]。

137

【方歌】

1. 镇肝息风汤　　2. 导痰汤　　　　3. 八珍汤　　　4. 通窍活血汤
　见"中风"。　　见"厥证"。　　　见"积聚"。　　　见"痴呆"。

5. 龟鹿二仙膏
龟鹿二仙最守真，补人三宝精气神，
人参枸杞和龟鹿，益寿延年实可珍。

第九章　其他病证

第一节　癌　病

【要诀】

恶性肿瘤癌病称，体瘦瘤硬凹凸痛，
全身属虚局部实，气滞血瘀痰毒凝，
中西并治策为上，早期攻邪法纷呈，
中期攻补当兼施，晚期培本延生命。

【词解】

瘤硬凹凸痛：癌瘤之状，表面凹凸高低不平，瘤硬坚如岩石，故古又称"岩"，且时有疼痛。

策为上：为上策。中西医治疗癌病各有所长，二者结合起来，是治疗癌病的最佳选择。

【释义】

癌病是多种恶性肿瘤的总称，以脏腑组织发生异常增生为基本特征。临床表现主要为肿块逐渐增大，表面高低不平，质地坚硬，时有疼痛，发热，并常伴有纳差、乏力、日渐消瘦等全身症状。癌病是一种常见病、多发病。肝癌、食管癌、胃癌、甲状腺癌等分别与积聚、噎膈、胃痛、瘿病等病证有关，可参考本书有关章节。本节介绍脑瘤、肺癌、结肠癌、肾癌和膀胱癌的常见证型及用方。

癌病多由于正气内虚、感受邪毒、情志怫郁、饮食损伤、宿有旧疾等因素，使脏腑功能失调，气血津液运行失常，产生气滞、血瘀、痰凝、湿聚、热毒等病理变化，蕴结于脏腑组织，相互搏结，日久积渐而成的一种恶性疾病。癌病的早期诊断非常重要，应定期体检或有不适及早检查。X射线、

CT、MRI、病理检查及实验室相关检查等是诊断癌病的依据，早期诊断和早期治疗对于癌病的预后有重要影响。

癌病是一类全身性疾病的局部表现，其病理属性为本虚标实，多因虚而得病，因虚而致实，是一种全身属虚，局部属实的疾病。癌病的临床表现按其自然病程常分为早、中、晚三期。初期邪盛而正虚不显，故以气滞、血瘀、痰结、湿聚、热毒等实证为主。中、晚期由于癌瘤耗伤人体气血津液，故多出现气血亏虚、阴阳两虚等病机转变，由于邪愈盛而正愈虚，本虚标实，病变错综复杂，病势日益深重。

癌病是一类难治性疾病，任何单一手段的治疗均难以彻底治愈。中医药治疗癌病以扶正祛邪为指导思想，中西医结合治疗癌病可以取长补短，充分发挥各种治疗方法在癌病各阶段的治疗作用，可起到提高疗效或减毒增效的作用，改善症状，提高生活质量，延长生存期。

癌病的治疗，现代医学有手术、放疗、化疗等行之有效的方法，能手术的尽量争取早日手术。中医治疗癌病的原则是攻补并用。早期以攻邪为主，常用的方法有理气活血、化痰散结、清热解毒等，往往多法并用，力求尽早控制或消灭癌瘤。中期攻补兼施，旨在增强体力，以助祛邪，常用的方法有益气、滋阴、温阳等。晚期以扶正为主，力求提高生活质量，延长患者生命。

分述如下：

1. 早期

症状：全身一般状况良好，癌块局限于病变脏腑的一部分，有一些病例可见与周围组织的轻微粘连。脑瘤可见头痛、目眩、视物不清、呕吐等症；肺癌可见咳嗽、胸闷、胸痛等症；结肠癌可见腹中阵痛、便中带血或黏液脓血便、里急后重等症；肾癌、膀胱癌可见腰痛坠胀、尿血等症。应结合全身其他症状和舌苔脉象辨别气滞、血瘀、痰凝、湿聚、热毒之偏重。

治法：攻邪为主，理气活血、化痰散结、清热解毒等一法或多法并用。

选方：通窍活血汤[219]、血府逐瘀汤[117]、导痰汤[121]、千金苇茎汤[31]、白头翁汤[91]、槐角丸[264]、八正散[11]、五味消毒饮[42]等方。据证选方，随症加减。

2. 中期

症状：全身一般状况较差，癌块已累及病变脏腑附近的其他器官，早期各种癌瘤的特征症状明显加重。脑瘤可出现抽搐、震颤、昏谵等；肺癌可出现胸痛憋闷加重、咯血等；结肠癌可见腹内结块、脓血紫暗量多等；肾癌、膀胱癌可见腰腹肿块疼痛、尿血加重等。应结合全身状况、舌脉等辨别邪正双方的有关情况。

治法：攻补兼施。活血、散结、解毒等合以益气、滋阴、温阳等法。

选方：天麻钩藤饮[36]、黄连解毒汤[230]、膈下逐瘀汤[268]等合用生脉散[85]、大定风珠[20]、百合固金丸[112]、理中汤[223]等。据证选方，随症加减。

3. 晚期

症状：全身状况明显衰弱，癌块侵及范围广泛，或有远处转移。肢体羸瘦，大肉陷下，发热，饮食大减，癌瘤症状更加严重，气血津液更加亏乏，阴阳虚衰症状更加突出。此时应明辨气血阴阳的虚衰偏重及相兼情况。

治法：扶正为主。补气、养血、温阳、滋阴等单用一法或两法、数法并用，并针对患者的具体情况兼祛其邪，对症处理，减轻痛苦，力求提高生活质量，延长患者生命。

选方：八珍汤[12]、沙参麦冬汤[135]、大补元煎[18]、左归丸[68]、右归丸[72]等。据证选方，随症加减。

【方歌】

1. 通窍活血汤
   见"痴呆"。

2. 血府逐瘀汤
   见"胸痹"。

3. 导痰汤
   见"厥证"。

4. 千金苇茎汤
   见"肺痈"。

5. 白头翁汤
   见"痢疾"。

6. 槐角丸
   见"血证"。

7. 八正散
   见"淋证"。

8. 五味消毒饮
   见"水肿"。

9. 天麻钩藤饮
   见"头痛"。

10. 黄连解毒汤
    黄连解毒汤四味，黄柏黄芩栀子备，
    火盛三焦热象重，苦寒泻火此方钦。

11. 膈下逐瘀汤
    见"积聚"。

12. 生脉散
    见"喘证"。

13. 大定风珠
    见"痉证"。

14. 百合固金丸
    见"肺痨"。

15. 理中汤（丸）
    见"多寐"。

16. 八珍汤
    见"积聚"。

17. 沙参麦冬汤
    见"疹证"。

18. 大补元煎
    见"痫病"。

19. 左归丸
    见"眩晕"。

20. 右归丸
    见"噎膈"。

第二节　瘿　病

【要诀】

> 颈前肿块为瘿病，病理气滞痰瘀凝，
> 情志内伤水土因，四海舒郁气痰停，
> 血瘀海藻玉壶汤，肝火栀子藻药行，
> 补心丹滋心肝阴，此病预防最效应。

【词解】

栀子：栀子清肝汤。

藻药：藻药散。

【释义】

瘿病是以颈前喉结两旁结块肿大为主要临床特征的一类疾病，古籍中有称瘿、瘿气、瘿瘤、瘿囊等名者。望诊和切诊对本病的诊断有重要作用。本病多发于女性，其主要表现颈前发生肿块，可随吞咽动作而上下移动。初作可如樱桃或指头大小，一般生长缓慢，大小程度不一，大者如囊如袋，触之多柔软光滑，病程日久则质地较硬，或可扪及结节。

瘿病的病因主要是由于情志内伤，饮食及水土失宜，以致气滞、痰凝、血瘀壅结颈前所引起的，但也与体质因素有密切关系。气滞痰凝壅结颈前是瘿病的基本病理，日久引起血脉瘀阻，以致气、痰、瘀三者合而为患。部分病例由于痰气郁结化火，火热耗伤阴精，而导致阴虚火旺，其中尤以肝、心两脏的病变更为突出。

瘿病初起多实，病久则由实致虚，尤以阴虚、气虚为主，以致成为虚实夹杂之证。本病治疗以理气化痰，消瘿散结为基本治则。瘿肿质地较硬及有结节者，应适当配合活血化瘀。火郁阴伤而表现阴虚火旺者，则当以滋阴降火为主。在瘿病多发地区，防止情志内伤及注意饮食调摄（常食海带，采用碘化食盐）是预防该病的重要措施，其效最验。

分述如下：

1. 气郁痰阻

症状：颈前正中肿大，质软不痛，颈部觉胀，胸闷，喜太息，或兼胸胁窜痛，病情的波动常与情志因素有关，苔薄白，脉弦细。

治法：理气舒郁，化痰消瘿。

选方：四海舒郁丸[84]加减。

2. 痰结血瘀

症状：颈前出现肿块，按之较硬或有结节，肿块经久未消，胸闷，纳差，舌质暗或紫，苔薄白或白腻，脉弦或涩。

治法：理气活血，化痰消瘿。

选方：海藻玉壶汤[213]加减。

3. 肝火旺盛

症状：颈前轻度或中度肿大，一般柔软、光滑，烦热，容易出汗，性情急躁易怒，眼球突出，手指颤抖，面部烘热，口苦，舌质红，苔薄黄，脉弦数。

治法：清泻肝火。

选方：栀子清肝汤[175]合藻药散[278]加减。

4. 心肝阴虚

症状：瘿肿或大或小，质软，病起较缓，心悸不宁，心烦少寐，易出汗，手指颤动，眼干，目眩，倦怠乏力，舌质红，舌体颤动，脉弦细数。

治法：滋养阴精，宁心柔肝。

选方：天王补心丹[35]加减。

【方歌】

1. 四海舒郁丸

四海舒郁存四海，蛤壳螵蛸藻带赅，
昆布陈皮青木香，舒郁化痰瘿病瘥。

2. 海藻玉壶汤

海藻玉壶带昆布，青陈二皮翘贝母，
独活甘草夏归芎，消瘿散结效可睹。

3. 栀子清肝汤

栀子清肝栀丹皮，柴胡当归芍药依，
川芎茯苓牛子草，清泻肝火此方亟。

4. 藻药散

证治准绳藻药散，海藻黄药子合研，
消瘿散结治瘿病，药仅二味效不凡。

5. 天王补心丹

见"心悸"。

143

第三节　耳鸣耳聋

【要诀】

耳窍闭塞起鸣聋，鸣聋有别机制通，
肝火痰火风热火，龙胆温胆银翘宗，
肾精亏虚左慈滋，脾虚益气聪明崇，
新久虚实标本辨，肝胆脾肾分补攻。

【词解】

机制通：发病机制基本一致。耳鸣耳聋均与多种原因所引起的耳窍闭塞有关。

龙胆：龙胆泻肝汤。

肝胆脾肾分补攻：本病发生多与肝胆脾肾有关，治肝胆从实，宜攻；治脾肾从虚，宜补。

【释义】

耳鸣、耳聋都是听觉异常的症状。以患者自觉耳内鸣响，如闻潮声，或细或暴，妨碍听觉的称为耳鸣；听力减弱，妨碍交谈，甚至听觉丧失，不闻外声，影响日常生活的称为耳聋。症状轻者称为重听。

在临床上，耳鸣、耳聋除单独出现外，亦常合并兼见，耳聋又自耳鸣发展而来，如《医学入门》所说："耳鸣乃是聋之渐也。"二者症状虽有不同，而发病机制基本一致，均与多种原因引起的耳窍闭塞有关。本篇所论乃内伤所引起的耳鸣耳聋。暴震、外伤、药物、外疡等引起的，亦可参考本篇处理。

本病的病机总与耳窍闭塞有关，除先天性耳窍失聪外，多因急性热病，反复感冒以致邪热蒙窍，或因痰火，肝热上扰，以及体虚久病，气血不能上濡清窍所致，与肝胆脾肾等脏腑的功能失调有关，尤其与肾的关系更为密切。

本病辨证要分新久虚实。新病多实，多由风热、痰火、肝胆火盛引起，属标；久病多虚，多由脾肾亏虚引起，属本。清代张三锡所著《医学准绳六要·治法汇》云"耳鸣、耳聋，须分新久虚实"，《景岳全书·耳证》曰"凡暴鸣而声大者属实；渐鸣而声细者多虚"，对本病的新久、虚实做了扼要概括。从临床所见，凡风热所致者，暴然耳鸣耳聋，兼有表证；肝火者耳窍轰鸣，攻逆阵作，怒则加甚；痰浊者耳鸣眩晕，时轻时重，烦闷不舒；肾虚者耳鸣多细，如蝉持续，腰酸面悴；气虚者耳鸣时作，将息稍轻，劳则加重；阴虚者午后加重。

本病治法为：治肝胆从实，治脾肾从虚，上宜清疏，中宜升补，下宜滋降。临床上须结合其他脉证，进行辨证论治。

分述如下：

1. 肝胆火盛

症状：猝然耳鸣或耳聋，面赤，口苦，心烦易怒，怒则更甚，胸胁胀满，大便秘结，小溲短赤，舌质红、苔黄，脉多弦数。

治法：清肝泻火。

选方：龙胆泻肝汤[74]。

2. 痰火郁结

症状：两耳蝉鸣时轻时重，有时闭塞如聋，胸中烦闷，痰多，口苦，喜得太息，耳下胀痛，二便不畅，舌苔薄黄而腻，脉弦滑。

治法：化痰清火，和胃降逆。

选方：温胆汤[258]。

3. 风热上扰

症状：耳鸣、耳聋出现于外感热病过程中，伴见头痛，眩晕，呕逆，心中烦闷，耳内作痒，或兼寒热身痛等表证，苔薄白腻，脉浮或弦数。

治法：疏风清热。

选方：银翘散[232]。

4. 肾精亏虚

症状：耳鸣，耳聋，多兼见眩晕、腰膝酸软、颧赤口干、手足心热、遗精等，舌红，脉细弱或尺脉虚大。

治法：滋肾降火，收摄精气。

选方：耳聋左慈丸[108]。

5. 清气不升

症状：耳鸣，耳聋，时轻时重，休息暂减，烦劳则加，四肢困倦，劳怯神疲，昏聩食少，大便溏薄，脉细弱，苔薄白腻。

治法：益气升清。

选方：益气聪明汤[211]。

【方歌】

1. 龙胆泻肝汤　　　　2. 温胆汤　　　　　　3. 银翘散
　见"不寐"。　　　　　见"不寐"。　　　　　　见"感冒"。

　　4. 耳聋左慈丸　　　　　　　5. 益气聪明汤
耳聋左慈肾亏方，小儿药证直诀倡，　益气聪明汤蔓荆，参葛升芪黄柏并，
六味地黄磁柴并，滋肾降火鸣聋当。　再加芍药炙甘草，耳聋目障服之清。

第四节　虫　证

【要诀】

一、虫证总括

　　　虫类寄生肠道间，蛔绦钩蛲及姜片，

伤脾扰腑耗气血，面黄异嗜腹痛见。

二、常见虫证

（一）蛔虫病

蛔病疼痛乌梅丸，痛减驱蛔化虫专，
病久香砂六君子，尚有简易法效廉，
蛔厥剧痛引背肩，弯腰屈膝躁不安，
安蛔定痛乌梅施，缓解胆道驱蛔餐。

（二）绦虫病

绦虫特征白节片，治疗南瓜子雷丸，
槟榔石榴仙鹤草，驱虫务尽不留患。

（三）钩虫病

钩虫病发多南方，脾虚黄病绛矾良，
气血两虚八珍施，驱虫榧子雷丸榔。

（四）蛲虫病

蛲虫儿童患病多，肛痒夜甚小虫着，
内服追虫外百部，注意卫生功效卓。

（五）姜片虫病

姜片虫病囊蚴染，菱角荸荠因生餐，
驱虫为主佐健脾，槟榔香砂六君专。

【注解】

乌梅：乌梅丸。

仙鹤草：仙鹤草冬芽。

【释义】

虫证是指寄生在人体肠道的虫类所引起的病证。本节讲述蛔虫病、绦虫病、钩虫病、蛲虫病及姜片虫病等五种常见的虫证。虫证是一种发病率较高的常见病，尤以农村为多见。

虫类对人体的危害，主要是损伤脾胃运化，扰乱脏腑功能，吸吮水谷精微，耗伤人体气血。临床常见的共同症状为面黄肌瘦，精神萎弱，时见腹痛，时有异嗜，但由于感染和治疗情况不同，症状的轻重程度有较大的差别。

虫证的治疗主要是驱除虫体以消除病因，健运脾胃以改善症状。

分述如下：

（一）蛔虫病

1. 一般蛔虫病

蛔虫病是由于误食沾有蛔虫卵的生冷蔬菜、瓜果或其他不洁食物而引起。

症状：脐周腹痛，时作时止，胃脘嘈杂，甚或吐虫、便虫，较严重者不思饮食，面黄肌瘦，鼻孔作痒，睡中咬牙流涎。结合大便找蛔虫卵检查有助于明确诊断。

治法：安蛔驱蛔，健运脾胃。

选方：腹中疼痛较剧者及有恶心呕吐者宜先用乌梅丸[54]安蛔定痛。腹痛不剧或腹不痛时，宜驱蛔，以消除病因，可用化虫丸[47]加减。若患蛔虫日久，面黄肌瘦，或驱虫之后，脾胃运化尚未恢复，则用香砂六君子汤[183]以健脾胃。

简易方：

（1）苦楝根皮（量酌情定），去表面粗皮，浓煎，早上空腹服下。

（2）使君子炒香去壳，取仁嚼服（量酌情定），空腹服。

2. 蛔厥证

症状：突然发作胃脘及右胁部剧烈疼痛，痛引背心及右肩痛剧时弯腰屈膝，辗转不安，恶心呕吐，并常有蛔虫吐出，痛止则如常人。腹部切诊时，腹皮柔软，脘腹及右胁部有压痛。

治法：安蛔定痛，驱除蛔虫。

选方：乌梅丸[54]或胆道驱蛔汤[185]加减。

蛔厥初期，疼痛较剧而无明显热证表现者，宜用乌梅丸安蛔定痛。腹痛缓解者或腹痛较轻者，则应用胆道驱蛔汤。

（二）绦虫病

绦虫病是由绦虫（古称白虫或寸白虫）寄生在人体小肠所引起的疾病。绦虫病的病因，是人吃了未煮熟的、含虫的猪肉或牛肉，虫进入体内吸附在肠壁上，颈节逐渐分裂，形成体节，经2~3个月而发育为成虫。

症状：上腹部或全腹隐隐作痛，腹胀，或有腹泻，肛门作痒，久则形体消瘦乏力，大便内或衬裤上有时发现白色节片。

治法：驱除绦虫，调理脾胃。

选方：中药有良好的驱绦虫效果，可选用下列方药中的一种应用。

（1）槟榔（量酌情定）切碎，文火煎，于清晨空腹频服，服后无大便排出者可服芒硝。

（2）南瓜子（量酌情定），去壳碾碎为粉，直接嚼服或水煎服。

（3）雷丸粉（量酌情定），根据临床实际情况调整服用的次数及服药的天数。

　　驱除绦虫，务必驱尽，须连头、节同时排出，方才治愈，否则会继续生长。驱虫之后，继服香砂六君子汤健运脾胃。

（三）钩虫病

　　钩虫病是由于钩虫寄生在人体小肠所引起的疾病。因其主要症状为好食易饥，萎黄乏力，面足水肿，故中医文献又称为"黄肿病""黄胖""疳黄"等。该病的发生主要是人体接触了含有钩蚴的泥土，钩蚴从皮肤钻入，最后移行至小肠发育为成虫而导致钩虫病。临床上主要分为两型。

　　1. 脾虚湿滞

　　症状：面色萎黄，或面色黄而虚浮，善食易饥，食后腹胀，或异嗜生米、茶叶、木炭之类，神疲肢软，舌淡苔薄，脉濡。

　　治法：健脾燥湿，和中补血。

　　方药：黄病绛矾丸[231]加减。

　　2. 气血两虚

　　症状：颜面肌肤萎黄或苍白，面足甚至全身水肿，脘闷不舒，倦怠乏力，精神不振，眩晕耳鸣，心悸气短，舌质淡胖，脉弱。

　　治法：补益气血。

　　方药：八珍汤[12]加减。

　　钩虫病须进行驱虫治疗，可酌情采用榧子、雷丸、槟榔、百部、鹤虱、贯众等药。

（四）蛲虫病

　　蛲虫病是由于吞入蛲虫卵而引起。成熟的雌虫在夜间由肠道移行至肛门附近产卵，虫卵经过不洁的手、食物等，直接或间接地经口进入胃肠，在肠内发育为成虫而引起蛲虫病。

　　症状：肛门发痒，夜间尤甚，睡眠不安，晚间肛门发痒时，在肛门周围可见到细小蠕虫，久病则见纳减、腹痛、腹泻、消瘦等症。

　　治法：驱虫止痒。

　　选方：追虫丸[184]。

　　本病应防止重复感染，因此必须注意个人卫生，勤洗肛门，勤换衣裤、被褥，勤剪指甲保持双手清洁。治疗除内服药外，尚可用百部煎剂灌肠。

（五）姜片虫病

　　姜片虫病是姜片虫寄生在人体小肠引起的疾病，临床以脾胃失调的症状为主。本病的确定诊断有赖于大便检查发现姜片虫卵，或肉眼看到排出的姜片虫。进食生菱角、生荸荠，被附着于其上的姜片虫囊蚴感染而引起本病。

成虫寄生在小肠，吸食水谷精微引起脾胃功能失调为主要的病理变化。

症状：一般可无自觉症状，有时可见轻度腹痛、腹泻或恶心、呕吐，甚至可见精神倦怠，或腹胀水肿。

治疗：驱虫为主，佐以健脾。

选方：驱虫可用槟榔煎取汁早晨空腹时服，合牵牛子研粉内服。健脾和胃可用香砂六君子汤。

【方歌】

1. 乌梅丸

乌梅丸用细辛桂，黄连黄柏及当归，
人参椒姜加附子，温肠泻热又安蛔。

2. 化虫丸

化虫鹤虱及使君，苦楝槟榔芜荑群，
枯矾炒胡粉为丸，肠胃诸虫自绝根。

3. 香砂六君子汤
见"吐酸"。

4. 胆道驱蛔汤

胆道驱蛔效彰彰，遵义医学院验方，
使君槟榔苦楝皮，木香延胡朴大黄。

5. 黄病绛矾丸

验方黄病绛矾丸，平胃散增枣绛矾，
健脾燥湿补气血，面黄虚浮虫病痊。

6. 八珍汤
见"积聚"。

7. 追虫丸

追虫丸方出准绳，除湿通腑治虫证，
槟榔雷丸苦楝根，木皂丑茵力堪胜。

第五节　肥　胖

【要诀】

> 肥胖膏脂堆积生，禀赋过食少运动，
> 气虚痰湿位脾肌，祛湿化痰贯始终，
> 胃热保和小承合，导痰汤化痰湿盛，
> 参苓防己脾不运，真武苓桂脾肾统。

【词解】

位脾肌：肥胖病的病位以脾与肌肉为主。

参苓防己：参苓白术散合防己黄芪汤。

【释义】

肥胖是指体内膏脂堆积过多，体重异常增加，并伴有头晕乏力，神疲懒言，少动气短等症状的病证。

肥胖的病因与先天禀赋、食量过大、缺乏运动、年老体衰等因素有关。肥胖病是一种营养过剩的疾病，多伴有血糖、血脂等代谢及内分泌系统功能异常，常并发或加重消渴、眩晕、头痛、胸痹、痹症、胁痛等病证。现代社会由于饮食结构及生活方式的变化，肥胖病有明显增加趋势，严重危害人类的健康。

肥胖病可见于任何年龄，但多见于中、壮年，以女性多发。肥胖病有轻、中、重的不同，其标准可参考相关内容。

肥胖的病机总属阳气虚衰，痰湿偏盛。前人有"肥人多气虚""肥人多痰""肥人多湿"之说。肥胖的病位主要在脾与肌肉，与肾虚关系密切，亦与心肺的功能失调及肝失疏泄有关。

肥胖的治疗以补虚泻实为原则。补虚常用健脾益气，脾病及肾时当益气补肾；泻实常用祛湿化痰，并可结合行气、利水、消导、通腑等法。其中祛湿化痰法是治疗本病的基本治法，贯穿于本病治疗过程的始终。

分述如下：

1. 胃热滞脾

症状：形体肥胖，食量过多，消食善饥，脘腹胀满，面色红润，口干苦，心烦头晕，胃脘灼痛嘈杂，得食则缓，舌红、苔黄腻，脉弦滑。

治疗：清胃泻火，佐以消导。

选方：小承气汤[27]合保和丸[182]加减。

2. 痰湿内盛

症状：形盛体胖，身体重着，肢体困倦，胸膈痞满，痰涎壅盛，头晕目眩，口干而不欲饮，嗜食肥甘醇酒，神疲嗜卧，苔白腻或白滑，脉滑。

治疗：燥湿化痰，理气消痞。

选方：导痰汤[121]加减。

3. 脾虚不运

症状：形体肥胖，身体困重，神疲乏力，胸闷脘满，轻度水肿，朝轻暮重，劳后明显，食量如常或偏少，多有暴饮暴食史，小便不利，便溏或便秘，舌淡胖、边有齿印，苔薄白或白腻或白滑，脉濡细。

治疗：健脾益气，渗湿利水。

选方：参苓白术散[165]合防己黄芪汤[123]加减。

4. 脾肾阳虚

症状：形体肥胖，颜面虚浮，神疲嗜卧，气短乏力，腹胀便溏，自汗气喘，动则更甚，畏寒肢冷，下肢水肿，尿昼少夜频，舌淡，苔薄白，脉沉细。

治疗：温补脾肾，化饮利水。

选方：真武汤[196]合苓桂术甘汤[149]加减。

【方歌】

1. 小承气汤

大承气汤用硝黄，配以枳朴泻力强，
去硝名曰小承气，便硬痞满泻热良。

2. 保和丸
见"厥证"。

3. 导痰汤
见"厥证"。

4. 参苓白术散
见"泄泻"。

5. 防己黄芪汤

防己黄芪金匮方，白术甘草枣生姜，
汗出恶风兼身重，表虚湿盛服之康。

6. 真武汤
见"肺胀"。

7. 苓桂术甘汤
见"心悸"。

第六节　虚　劳

【要诀】

一、虚劳总括

虚劳病势多缠绵，内因外因先后天，
五脏虚候立为目，气血阴阳大纲辨。

二、虚劳分类

(一) 气虚

气虚主在肺心脾，补肺汤专补肺气，
心气虚用七福饮，脾虚加味四君宜。

(二) 血虚

血虚须辨心与肝，养心四物汤效验。

(三) 阴虚

阴虚在肺沙麦擅，心亏天王补心丹，
脾胃阴虚汤益胃，肝肾补肝左归丸。

(四) 阳虚

阳虚里寒为征象，心用拯阳理劳汤，

附子理中温脾土，右归丸方复肾阳。

【词解】

内因外因先后天：内因、外因及先天、后天的多种病因均会导致虚劳的产生。

沙麦：沙参麦冬汤。

【释义】

虚劳又称虚损，是由多种原因所致的以脏腑亏损、气血阴阳不足为主要病机的多种慢性衰弱症候的总称。虚劳涉及内容很广，凡先天不足、后天失养、病久体虚、积劳内伤、久虚不复等所致的多种以脏腑气血阴阳亏损为主要表现的病证，均属于本证的范围。

导致虚劳的原因很多，就临床所见，引起虚劳的原因主要有以下几个方面：禀赋薄弱，体质不强；烦劳过度，损及五脏；饮食不节，损伤脾胃；大病久病，失于调理。以上病因就其病理性质而言，主要为气、血、阴、阳的亏耗，其病损部位主要在五脏。病变过程往往是气血阴阳与五脏相互影响。

在临床进行辨证诊断时，应着重将虚劳与虚证及肺痨相鉴别。虚劳的各种症候，均以出现一系列精气不足的症状为特征，而其他病证的虚证则以其病证的主要症状为突出表现。例如，眩晕证的气血亏虚型，以眩晕为最突出，是最基本的表现。此外，虚劳一般病程较长，病势缠绵。其他病证的虚证类型虽也以久病属虚者居多，但亦有病程较短而呈现虚证者，如泄泻的脾胃虚弱型，有病程长者亦有病程短者。

虚劳与肺痨的区别：肺痨为痨虫侵袭所致，主要病位在肺，具有传染性，以阴虚火旺为其基本病理特点，以咳嗽、咯血、盗汗、消瘦为主要临床症状。而虚劳则由多种原因所致，一般不传染，分别出现五脏气、血、阴、阳亏虚的多种临床症状。

虚劳的症候虽多，然不离乎五脏，五脏之伤，又不外乎气血阴阳。因此，脏腑亏损，气血阴阳不足为虚劳的基本病机。虚劳之辨证，是以气血阴阳为纲，以五脏虚候为目。

虚劳的治疗，以补益为基本原则，分别采取益气、养血、滋阴、温阳的治疗方药，并应结合五脏病位的不同而选方用药，以增强治疗的针对性。此外，由于脾为后天之本，肾为先天之本，所以补益脾胃在虚劳的治疗中具有重要意义。虚劳之治，除药物外，应多方着手，诸如气功、针灸、按摩等均可配合使用。同时，还须注意生活起居及饮食调摄，保持乐观情绪，才能提高疗效，促进康复。

分述如下：

（一）气虚

1. 肺气虚

症状：短气自汗，声音低怯，时寒时热，平素易于感冒，面白，舌质淡，脉弱。

治法：补益肺气。

选方：补肺汤[141]加减。

2. 心气虚

症状：心悸，气短，劳则尤甚，神疲体倦，自汗，舌质淡，脉弱。

治法：益气养心。

选方：七福饮[9]加减。

3. 脾气虚

症状：食少，纳差，胃脘不舒，食后明显，倦怠乏力，大便溏薄，面色萎黄，舌淡、苔薄，脉弱。

治法：健脾益气。

方药：加味四君子汤[104]加减。

（二）血虚

1. 心血虚

症状：心悸怔忡，健忘，失眠，多梦，面色不华，舌质淡，脉细或结代。

治法：养血安神。

选方：养心汤[188]加减。

2. 肝血虚

症状：头晕目眩，胁痛绵绵，肢体麻木，筋脉拘急，或筋惕肉瞤，妇女月经不调，甚则经闭，面色不华，舌质淡，脉弦细或细涩。

治法：补血养肝。

选方：四物汤[79]加减。

（三）阴虚

1. 心阴虚

症状：心悸，失眠，烦躁，潮热，盗汗，或口舌生疮，面色潮红，舌红少津，脉细数。

治法：滋阴养心。

选方：天王补心丹[35]加减。

2. 脾胃阴虚

症状：口干唇燥，不思饮食，大便燥结，甚则干呕，呃逆，面色潮红，舌干，苔少或无苔，脉细数。

治法：养阴和胃。

选方：益胃汤[210]加减。

3. 肝阴虚

症状：头痛，眩晕，耳鸣，目干畏光，视物不明，急躁易怒或肢体麻木，筋惕肉𥆧，面潮红，舌干红，脉弦细数。

治法：滋养肝阴。

选方：补肝汤[140]加减。

4. 肺阴虚

症状：干咳，咽燥，咯血，甚或失声，潮热，盗汗，面色潮红，舌红少津，脉细数。

治法：养阴润肺。

选方：沙参麦冬汤[135]加减。

5. 肾阴虚

症状：腰酸，遗精，两足痿弱，眩晕耳鸣，甚则耳聋口干，咽痛，颧红，舌红少津，脉沉细。

治法：滋补肾阴。

选方：左归丸[68]加减。

（四）阳虚

1. 心阳虚

症状：心悸，自汗，神倦嗜卧，心胸憋闷疼痛，形寒肢冷，面色苍白，舌质淡或紫暗，脉细弱或沉迟。

治法：益气温阳。

选方：拯阳理劳汤[168]加减。

2. 脾阳虚

症状：面色萎黄，食少，形寒，倦怠乏力，少气懒言，大便溏薄，肠鸣腹痛，每因受寒或饮食不慎而加剧，舌质淡、苔白，脉弱。

治法：温中健脾。

方药：附子理中丸[146]加减。

3. 肾阳虚

症状：腰背酸痛，遗精阳痿，多尿或失禁，面色苍白，畏寒肢冷，下利清谷或五更腹泻，舌质淡胖有齿痕、苔白，脉沉迟。

治法：温补肾阳，兼养精血。

选方：右归丸[72]加减。

【方歌】

1. 补肺汤
见"喘证"。

2. 七福饮
见"痴呆"。

3. 加味四君子汤
加味四君三因方，四君黄芪扁豆襄，
食少倦怠脘不舒，面黄便溏悉能康。

4. 养心汤
见"癫狂"。

5. 四物汤
见"痉证"。

6. 沙参麦冬汤
见"疹证"。

7. 天王补心丹
见"心悸"。

9. 补肝汤
补肝汤中熟地黄，当归川芎芍药襄，
麦冬木瓜草枣配，滋阴养肝此方尝。

11. 拯阳理劳汤
拯阳理劳人参芪，当归肉桂姜陈皮，
白术大枣五味草，温通心阳共健脾。

8. 益胃汤
见"痞满"。

10. 左归丸
见"眩晕"。

12. 附子理中丸
见"霍乱"。

13. 右归丸
见"噎膈"。

附　　录

附录一　方剂组成索引

一画

【1】一贯煎（《柳州夜话》）：沙参 麦冬 当归 生地黄 枸杞子 川楝子

二画

【2】二阴煎（《景岳全书》）：生地黄 麦冬 枣仁 生甘草 玄参 茯苓 黄连 木通 灯心草 竹叶

【3】二陈汤（《太平惠民和剂局方》）：半夏 陈皮 茯苓 炙甘草

【4】二陈平胃汤（《太平惠民和剂局方》）：半夏 陈皮 茯苓 炙甘草 苍

术 厚朴

【5】十灰散（《十药神书》）：大蓟 小蓟 侧柏叶 荷叶 茜草根 山栀 茅根 大黄 牡丹皮 棕榈皮

【6】十枣汤（《伤寒论》）：大戟 芫花 甘遂 大枣

【7】丁香散（《古今医统》）：丁香 柿蒂 良姜 炙甘草

【8】丁沉透膈散（《太平惠民和剂局方》）：白术 香附 人参 砂仁 丁香 麦芽 木香 肉豆蔻 神曲 炙甘草 沉香 青皮 厚朴 藿香 陈皮 半夏 草果

【9】七福饮（《景岳全书》）：熟地 当归 人参 白术 炙甘草 远志 杏仁

【10】七味都气丸（《医宗己任篇》）：地黄 山茱萸 山药 茯苓 丹皮 泽泻 五味子

【11】八正散（《太平惠民和剂局方》）：木通 车前子 萹蓄 瞿麦 滑石 甘草 大黄 山栀 灯心草

【12】八珍汤（《正体类要》）：人参 白术 茯苓 甘草 当归 白芍药 川芎 熟地黄 生姜 大枣

【13】人参养营汤（《太平惠民和剂局方》）：人参 甘草 当归 白芍 熟地黄 肉桂 大枣 黄芪 白术 茯苓 五味子 远志 橘皮 生姜

三画

【14】三仁汤（《温病条辨》）：杏仁 飞滑石 白通草 白蔻仁 竹叶 厚朴 生薏苡仁 半夏

【15】三拗汤（《太平惠民和剂局方》）：麻黄 杏仁 生甘草

【16】三才封髓丹（《卫生宝鉴》）：天冬 熟地黄 人参 黄柏 砂仁 甘草

【17】三子养亲汤（《韩氏医通》）：苏子 白芥子 莱菔子

【18】大补元煎（《景岳全书》）：人参 炒山药 熟地黄 杜仲 枸杞子 当归 山茱萸 炙甘草

【19】大青龙汤（《伤寒论》）：麻黄 桂枝 甘草 杏仁 生姜 大枣 石膏

【20】大定风珠（《温病条辨》）：白芍药 阿胶 生龟板 生地黄 火麻仁 五味子 生牡蛎 麦冬 炙甘草 鸡子黄 生鳖甲

【21】大承气汤（《伤寒论》）：大黄 厚朴 枳实 芒硝

【22】大秦艽汤（《素问病机气宜保命集》）：秦艽 当归 甘草 羌活 防风 白芷 熟地黄 生地黄 茯苓 石膏 川芎 白芍药 独活 白术 细辛 黄芩

【23】大柴胡汤（《伤寒论》）：柴胡 黄芩 芍药 半夏 生姜 枳实 大黄 大枣

【24】小半夏汤（《金匮要略》）：半夏 生姜

【25】小青龙汤（《伤寒论》）：麻黄 桂枝 芍药 甘草 干姜 细辛 半夏 五

味子

【26】小建中汤（《伤寒论》）：桂枝 白芍 甘草 生姜 大枣 饴糖

【27】小承气汤（《伤寒论》）：大黄 枳实 厚朴

【28】小柴胡汤（《伤寒论》）：柴胡 黄芩 人参 半夏 甘草 生姜 大枣

【29】小蓟饮子（《济生方》）：生地黄 小蓟 滑石 木通 炒蒲黄 淡竹叶 藕节 当归 山栀 甘草

【30】小半夏加茯苓汤（《金匮要略》）：半夏 生姜 茯苓

【31】千金苇茎汤（《备急千金要方》）：鲜芦根 薏苡仁 冬瓜仁 桃仁

【32】川芎茶调散（《太平惠民和剂局方》）：川芎 荆芥 薄荷 羌活 细辛（或香附）白芷 甘草 防风

【33】己椒苈黄丸（《金匮要略》）：防己 椒目 葶苈子 大黄

四画

【34】王氏连朴饮（《霍乱论》）：黄连 厚朴 制半夏 石菖蒲 香豉 焦山栀 芦根

【35】天王补心丹（《摄生秘剖》）：人参 玄参 丹参 茯苓 五味子 桔梗 当归身 天冬 麦冬 柏子仁 酸枣仁 生地 辰砂

【36】天麻钩藤饮（《杂病证治新义》）：天麻 钩藤 生石决明 川牛膝 桑寄生 杜仲 山栀 黄芩 益母草 朱茯神 夜交藤

【37】无比山药丸（《太平惠民和剂局方》）：山药 肉苁蓉 熟地黄 山茱萸 茯神 菟丝子 五味子 赤石脂 巴戟天 泽泻 杜仲 牛膝

【38】五苓散（《伤寒论》）：桂枝 白术 茯苓 猪苓 泽泻

【39】五磨饮子（《医方集解》）：乌药 沉香 槟榔 枳实 木香

【40】五子衍宗丸（《丹溪心法》）：枸杞子 覆盆子 菟丝子 五味子 车前子

【41】五汁安中饮（验方）：韭菜汁 牛乳 生姜汁 梨汁 藕汁

【42】五味消毒饮（《医宗金鉴》）：金银花 野菊花 蒲公英 紫花地丁 紫背天葵

【43】五皮饮（散）（《中藏经》）：桑白皮 橘皮 生姜皮 大腹皮 茯苓皮

【44】止嗽散（《医学心悟》）：荆芥 桔梗 甘草 白前 陈皮 百部 紫菀

【45】少腹逐瘀汤（《医林改错》）：小茴香 干姜 延胡索 没药 当归 川芎 肉桂 赤芍药 蒲黄 五灵脂

【46】中满分消丸（《兰室秘藏》）：厚朴 枳实 黄连 黄芩 知母 半夏 陈皮 茯苓 猪苓 泽泻 砂仁 干姜 姜黄 人参 白术 炙甘草

【47】化虫丸（《医方集解》）：槟榔 鹤虱 苦楝根 枯矾 炒胡粉 使君子

芜荑

【48】化肝煎（《景岳全书》）：青皮 陈皮 芍药 牡丹皮 栀子 泽泻 贝母

【49】化积丸（《类证治裁》）：三棱 莪术 阿魏 海浮石 香附 雄黄 槟榔 苏木 瓦楞子 五灵脂

【50】月华丸（《医学心悟》）：天冬 麦冬 生地黄 熟地黄 山药 百部 沙参 川贝母 茯苓 阿胶 獭肝 白菊花 桑叶 三七

【51】丹参饮（《医宗金鉴》）：丹参 檀香 砂仁

【52】丹栀逍遥散（《医统》）：当归 白芍药 白术 柴胡 茯苓 甘草 煨姜 薄荷 牡丹皮 山栀

【53】乌头汤（《金匮要略》）：川乌 麻黄 芍药 黄芪 甘草

【54】乌梅丸（《伤寒论》）：乌梅 黄连 黄柏 人参 当归 附子 桂枝 蜀椒 干姜 细辛

【55】六磨汤（《证治准绳》）：沉香 木香 槟榔 乌药 枳实 大黄

【56】六君子汤（《医学正传》）：人参 炙甘草 茯苓 白术 陈皮 制半夏

【57】六味地黄丸（汤）（《小儿药证直诀》）：熟地黄 山药 茯苓 牡丹皮 泽泻 山茱

五画

【58】玉女煎（《景岳全书》）：石膏 熟地黄 麦冬 知母 牛膝

【59】玉枢丹（《百一选方》）：山慈菇 续随子 大戟 麝香 雄黄 朱砂 五倍子

【60】玉钥匙（《三因极一病证方论》）：焰硝 硼砂 脑子 白僵蚕

【61】玉屏风散（《世医得效方》）：黄芪 白术 防风

【62】正气天香散（《证治准绳》引刘河间方）：乌药 香附 干姜 紫苏 陈皮

【63】甘麦大枣汤（《金匮要略》）：甘草 淮小麦 大枣

【64】甘草干姜汤（《金匮要略》）：甘草 干姜

【65】甘姜苓术汤（《金匮要略》）：甘草 干姜 茯苓 白术

【66】甘遂半夏汤（《金匮要略》）：甘遂 半夏 芍药 甘草 白蜜

【67】甘露消毒丹（《温热经纬》）：滑石 茵陈 黄芩 石菖蒲 川贝母 木通 藿香 射干 连翘 薄荷 白蔻仁

【68】左归丸（《景岳全书》）：熟地黄 山药 山茱萸 菟丝子 枸杞子 川牛膝 鹿角胶 龟板胶

【69】左归饮（《景岳全书》）：熟地 山茱萸 枸杞子 山药 茯苓 甘草

【70】左金丸（《丹溪心法》）：黄连 吴茱萸

【71】石韦散（《证治汇补》）：石韦 冬葵子 瞿麦 滑石 车前子

【72】右归丸（《景岳全书》）：熟地黄 山药 山茱萸 枸杞子 杜仲 菟丝子 附子 肉桂 当归 鹿角胶

【73】右归饮（《景岳全书》）：熟地 山茱萸 枸杞子 山药 杜仲 甘草 附子 肉桂

【74】龙胆泻肝汤（《兰室秘藏》）：龙胆草 泽泻 木通 车前子 当归 柴胡 生地黄（近代方有黄芩、栀子）甘草

【75】平胃散（《太平惠民和剂局方》）：苍术 厚朴 橘皮 甘草 生姜 大枣

【76】平喘固本汤（《南京中医学院附院验方》）：党参 五味子 冬虫夏草 胡桃肉 沉香 灵磁石 坎脐 苏子 款冬花 法半夏 橘红

【77】归脾汤（《济生方》）：党参 黄芪 白术 茯神 酸枣仁 龙眼 木香 炙甘草 当归 远志 生姜 大枣

【78】四妙丸（《成方便读》）：苍术 黄柏 牛膝 薏苡仁

【79】四物汤（《太平惠民和剂局方》）：当归 白芍药 川芎 熟地黄

【80】四逆散（《伤寒论》）：柴胡 芍药 枳实 甘草

【81】四神丸（《证治准绳》）：补骨脂 肉豆蔻 吴茱萸 五味子 生姜 大枣

【82】四君子汤（《太平惠民和剂局方》）：党参 白术 茯苓 甘草

【83】四味回阳饮（《景岳全书》）：人参 制附子 炮姜 炙甘草

【84】四海舒郁丸（《疡医大全》）：海蛤粉 海带 海藻 海螵蛸 昆布 陈皮 青木香

【85】生脉散（《备急千金要方》）：人参 麦冬 五味子

【86】生铁落饮（《医学心悟》）：天冬 麦冬 贝母 胆南星 橘红 远志 石菖蒲 连翘 茯苓 茯神 玄参 丹参 辰砂 生铁落 钩藤

【87】生姜甘草汤（《备急千金要方》）：人参 甘草 生姜 大枣

【88】失笑散（《太平惠民和剂局方》）：五灵脂 蒲黄

【89】代抵当丸（《证治准绳》）：大黄 当归尾 生地 穿山甲 芒硝 桃仁 肉桂

【90】白虎汤（《伤寒论》）：石膏 知母 粳米 甘草

【91】白头翁汤（《伤寒论》）：白头翁 秦皮 黄连 黄柏

【92】白虎加桂枝汤（《金匮要略》）：知母 石膏 甘草 粳米 桂枝

【93】瓜蒌桂枝汤（《金匮要略》）：瓜蒌根 桂枝 芍药 甘草 生姜 大枣

【94】瓜蒌薤白白酒汤（《金匮要略》）：瓜蒌 薤白 白酒

【95】瓜蒌薤白半夏汤（《金匮要略》）：瓜蒌 薤白 半夏 白酒

【96】半夏厚朴汤（《金匮要略》）：半夏 厚朴 紫苏 茯苓 生姜

【97】半夏白术天麻汤（《医学心悟》）：半夏 白术 天麻 陈皮 茯苓 甘草 生姜 大枣

【98】加味二妙散（《丹溪心法》）：黄柏 苍术 当归 牛膝 防己 萆薢 龟板

【99】加味四物汤（《金匮翼》）：白芍 当归 生地 蔓荆子 菊花 黄芩 甘草 川芎

【100】加味桔梗汤（《医学心悟》）：桔梗 甘草 贝母 橘红 金银花 薏苡仁 葶苈子 白及

【101】加味清胃散（《张氏医通》）：生地 牡丹皮 当归 黄连 连翘 犀角 升麻 生甘草

【102】加减泻白散（《医学发明》）：桑白皮 地骨皮 粳米 甘草 青皮 陈皮 五味子 人参 白茯苓

【103】加减葳蕤汤（《通俗伤寒论》）：玉竹 葱白 桔梗 白薇 豆豉 薄荷 炙甘草 大枣

【104】加味四君子汤（《三因方》）：人参 茯苓 白术 炙甘草 黄芪 白扁豆

【105】加味不换金正气散（验方）：厚朴 苍术 陈皮 甘草 藿香 佩兰 草果 半夏 槟榔 石菖蒲 荷叶

六画

【106】地榆散（验方）：地榆 茜根 黄芩 黄连 山栀 茯苓

【107】地黄饮子（《宣明论》）：生地黄 巴戟天 山茱萸 石斛 肉苁蓉 五味子 肉桂 茯苓 麦冬 炮附子 石菖蒲 远志 生姜 大枣 薄荷

【108】耳聋左慈丸（《小儿药证直诀》）：熟地黄 山茱萸 山药 牡丹皮 茯苓 泽泻 柴胡 磁石

【109】芍药汤（《素问病机气宜保命集》）：黄芩 芍药 炙甘草 黄连 大黄 槟榔 当归 木香 肉桂

【110】芍药甘草汤（《伤寒论》）：白芍药 甘草

【111】芎芷石膏汤（《医宗金鉴》）：川芎 白芷 石膏 菊花 藁本 羌活

【112】百合固金丸（《医方集解》引赵蕺庵）：生地黄 熟地黄 麦冬 贝母 百合 当归 炒芍药 甘草 玄参 桔梗

【113】至宝丹（《太平惠民和剂局方》）：朱砂 麝香 安息香 金银箔 犀角 牛黄 琥珀 雄黄 玳瑁 龙脑

【114】当归六黄汤（《兰室秘藏》）：当归 生地黄 熟地黄 黄连 黄芩 黄柏 黄芪

【115】朱砂安神丸（《医学发明》）：黄连 朱砂 生地黄 当归身 炙甘草

【116】竹叶石膏汤（《伤寒论》）：竹叶 石膏 麦冬 人参 半夏 粳米 炙甘草

【117】血府逐瘀汤（《医林改错》）：当归 生地黄 桃仁 红花 枳壳 赤芍药 柴胡 甘草 桔梗 川芎 牛膝

【118】舟车丸（《景岳全书》引刘河间方）：甘遂 芫花 大戟 大黄 黑丑 木香 青皮 陈皮 轻粉 槟榔

【119】安宫牛黄丸（《温病条辨》）：牛黄 郁金 犀角 黄连 朱砂 冰片 珍珠 山栀 黄芩 麝香 金箔衣

【120】安神定志丸（《医学心悟》）：茯苓 茯神 远志 人参 石菖蒲 龙齿

【121】导痰汤（《济生方》）：半夏 陈皮 枳实 茯苓 甘草 制南星

【122】防风汤（《宣明论方》）：防风 当归 赤茯苓 杏仁 黄芩 秦艽 葛根 肉桂 麻黄 生姜 甘草 大枣

【123】防己黄芪汤（《金匮要略》）：防己 黄芪 甘草 白术

【124】如金解毒散（《景岳全书》）：桔梗 甘草 黄芩 黄连 黄柏 山栀子

七画

【125】麦门冬汤（《金匮要略》）：麦冬 人参 半夏 甘草 粳米 大枣

【126】苏合香丸（《太平惠民和剂局方》）：白术 青木香 犀角 香附 朱砂 诃子 檀香 安息香 沉香 麝香 丁香 荜茇 苏合香油 熏陆香 冰片

【127】苏子降气汤（《太平惠民和剂局方》）：苏子 橘皮 半夏 当归 前胡 厚朴 肉桂 甘草 生姜

【128】还少丹（《医方集解》）：人参 山药 茯苓 熟地 枸杞子 山茱萸 五味子 肉苁蓉 怀牛膝 楮实子 大枣 巴戟天 菖蒲 远志 小茴香 杜仲

【129】连理汤（《张氏医通》）：人参 白术 干姜 炙甘草 黄连 茯苓

【130】吴茱萸汤（《伤寒论》）：吴茱萸 人参 生姜 大枣

【131】何人饮（《景岳全书》）：何首乌 人参 当归 陈皮 生姜

【132】身痛逐瘀汤（《医林改错》）：秦艽 川芎 桃仁 红花 甘草 羌活 没药 香附 五灵脂 牛膝 当归 地龙

【133】龟鹿二仙膏（《成方切用》）：鹿角 龟板 人参 枸杞子

【134】羌活胜湿汤（《内外伤辨惑论》）：羌活 独活 蔓荆子 甘草 防风 藁本 川芎

【135】沙参麦冬汤（《温病条辨》）：沙参 麦冬 玉竹 桑叶 甘草 天花粉

生扁豆

【136】沙参清肺汤（验方）：北沙参 生黄芪 太子参 合欢皮 白及 生甘草 桔梗 薏苡仁 冬瓜子

【137】沉香散（《金匮翼》）：沉香 石韦 滑石 当归 橘皮 白芍 冬葵子 甘草 王不留行

【138】良附丸（《良方集腋》）：高良姜 香附

【139】启膈散（《医学心悟》）：沙参 茯苓 丹参 川贝 郁金 砂仁壳 荷叶蒂 杵头糠

【140】补肝汤（《医宗金鉴》）：当归 白芍 川芎 熟地 酸枣仁 木瓜 炙甘草 麦冬

【141】补肺汤（《永类钤方》）：人参 黄芪 熟地 五味子 紫菀 桑白皮

【142】补天大造丸（《医学心悟》）：人参 白术 当归 枣仁 炙黄芪 远志 白芍 山药 茯苓 枸杞子 紫河车 龟板 鹿角 大熟地

【143】补中益气汤（《脾胃论》）：人参 黄芪 白术 甘草 当归 陈皮 升麻 柴胡

【144】补气运脾汤（《统旨方》）：人参 白术 茯苓 甘草 黄芪 陈皮 砂仁 半夏曲 生姜 大枣

【145】补阳还五汤（《医林改错》）：当归尾 川芎 黄芪 桃仁 地龙 赤芍 红花

【146】附子理中丸（汤）（《太平惠民和剂局方》）：炮附子 人参 白术 炮姜 炙甘草

【147】妙香散（《沈氏尊生书》）：山药 茯苓 茯神 远志 黄芪 人参 桔梗 甘草 木香 辰砂 麝香

【148】纯阳正气丸（成药）：陈皮 丁香 茯苓 茅术 藿香 姜半夏 肉桂 青木香 花椒叶 红灵丹 白术

八画

【149】苓桂术甘汤（《金匮要略》）：茯苓 桂枝 白术 甘草

【150】枕中丹（《备急千金要方》）：龟板 龙骨 远志 菖蒲

【151】虎潜丸（《丹溪心法》）：龟板 黄柏 知母 熟地黄 白芍药 锁阳 陈皮 虎骨 干姜

【152】知柏地黄丸（《医宗金鉴》）：知母 黄柏 熟地黄 山茱萸 山药 茯苓 牡丹皮 泽泻

【153】金铃子散（《素问病机气宜保命集》）：金铃子 延胡索

【154】金匮肾气丸（《金匮要略》）：桂枝 附子 熟地黄 山茱萸 山药 茯

苓 丹皮 泽泻

【155】炙甘草汤（《伤寒论》）：炙甘草 人参 桂枝 阿胶 生地黄 麦冬 火麻仁 大枣 生姜

【156】泻心汤（《金匮要略》）：大黄 黄芩 黄连

【157】泻白散（《小儿药证直诀》）：桑白皮 地骨皮 生甘草 粳米

【158】定喘汤（《摄生众妙方》）：白果 麻黄 桑白皮 款冬花 半夏 杏仁 苏子 黄芩 甘草

【159】定痫丸（《医学心悟》）：天麻 川贝 胆南星 姜半夏 茯苓 茯神 石菖蒲 全蝎 甘草 僵蚕 琥珀 灯心草 陈皮 远志 丹参 麦冬 辰砂 姜汁 竹沥

【160】实脾饮（《重订严氏济生方》）：附子 白术 甘草 厚朴 木香 草果 木瓜 生姜 大枣 白茯苓 大腹子 干姜

【161】参苏饮（《太平惠民和剂局方》）：人参 苏叶 前胡 法半夏 茯苓 橘红 甘草 桔梗 枳壳 木香 陈皮 姜 大枣 葛根

【162】参附汤（《正体类要》）：人参 炮附子

【163】参蛤散（《济生方》）：人参 蛤蚧

【164】参附再造丸（《通俗伤寒论》）：人参 熟附子 桂枝 羌活 黄芪 细辛 防风 炙甘草

【165】参苓白术散（《太平惠民和剂局方》）：人参 白术 桔梗 山药 甘草 白扁豆 莲子肉 薏苡仁 茯苓 砂仁

【166】驻车丸（《备急千金要方》）：黄连 阿胶 当归 干姜

九画

【167】春泽汤（《医方集解》）：白术 桂枝 猪苓 泽泻 茯苓 人参

【168】拯阳理劳汤（《医宗必读》）：人参 黄芪 肉桂 当归 白术 甘草 陈皮 五味子 生姜 大枣

【169】荆防败毒散（《外科理例》）：荆芥 防风 羌活 独活 柴胡 前胡 川芎 枳壳 茯苓 桔梗 甘草

【170】茜根散（《景岳全书》）：茜草根 黄芩 阿胶 侧柏叶 生地黄 甘草

【171】茵陈蒿汤（《伤寒论》）：茵陈 山栀 大黄

【172】茵陈五苓散（《金匮要略》）：茵陈 桂枝 茯苓 白术 泽泻 猪苓

【173】茵陈术附汤（《医学心悟》）：茵陈 白术 干姜 炙甘草 肉桂 附子

【174】枳术丸（《脾胃论》）：枳实 白术 荷叶

【175】栀子清肝汤（《类证治裁》）：栀子 丹皮 柴胡 当归 芍药 茯苓 川芎 牛蒡子 甘草

【176】牵正散（《杨氏家藏方》）：白附子 僵蚕 全蝎

【177】胃苓汤（《丹溪心法》）：苍术 厚朴 陈皮 甘草 生姜 大枣 桂枝 白术 泽泻 茯苓 猪苓

【178】香附旋覆花汤（《温病条辨》）：生香附 旋覆花 苏子霜 薏苡仁 半夏 茯苓 橘皮

【179】香砂六君子汤（《时方歌括》）：木香 砂仁 陈皮 半夏 党参 白术 茯苓 甘草

【180】复元活血汤（《医学发明》）：柴胡 瓜蒌根 当归 红花 甘草 穿山甲 大黄 桃仁

【181】顺气导痰汤（验方）：半夏 陈皮 茯苓 甘草 生姜 胆南星 枳实 木香 香附

【182】保和丸（《丹溪心法》）：神曲 山楂 茯苓 陈皮 连翘 莱菔子 半夏

【183】保真汤（《十药神书》）：人参 黄芪 白术 甘草 赤白茯苓 五味子 当归 生地黄 熟地黄 天冬 麦冬 赤芍药 白芍药 柴胡 厚朴 地骨皮 黄柏 知母 莲心 陈皮 生姜 大枣

【184】追虫丸（《证治准绳》）：槟榔 雷丸 南木香 苦楝根 皂荚 黑丑 茵陈

【185】胆道驱蛔汤（《遵义医学院验方》）：木香 延胡索 厚朴 槟榔 使君子 苦楝皮 大黄

【186】独参汤（《景岳全书》）：人参

【187】独活寄生汤（《备急千金要方》）：独活 桑寄生 秦艽 防风 细辛 当归 芍药 川芎 干地黄 牛膝 人参 茯苓 甘草 桂心 细辛

【188】养心汤（《证治准绳》）：黄芪 茯苓 茯神 川芎 炙甘草 半夏曲 柏子仁 酸枣仁 远志 当归 五味子 人参 肉桂

【189】济川煎（《景岳全书》）：当归 牛膝 肉苁蓉 升麻 枳壳 泽泻

【190】济生肾气丸（《济生方》）：地黄 山药 山茱萸 牡丹皮 茯苓 泽泻 炮附子 桂枝 牛膝 车前子

【191】宣毒发表汤（《医宗金鉴》）：升麻 葛根 枳壳 防风 荆芥 薄荷 木通 连翘 牛蒡子 竹叶 生甘草 前胡 桔梗 芫荽

【192】神术散（《医学心悟》）：苍术 陈皮 厚朴 藿香 砂仁 甘草

【193】秦艽鳖甲散（《卫生宝鉴》）：地骨皮 柴胡 秦艽 知母 当归 鳖甲 青蒿 乌梅

【194】珠黄散（《太平惠民和剂局方》）：珍珠 西牛黄

【195】蚕矢汤（《随息居重订霍乱论》）：晚蚕沙 陈木瓜 薏苡仁 大豆黄卷 黄连 制半夏 黄芩 通草 吴茱萸 焦栀子

【196】真武汤（《伤寒论》）：炮附子 白术 茯苓 芍药 生姜

【197】真人养脏汤（《太平惠民和剂局方》）：诃子 罂粟壳 肉豆蔻 白术 人参 木香 肉桂 炙甘草 当归 白芍

【198】桂枝汤（《伤寒论》）：桂枝 芍药 生姜 炙甘草 大枣

【199】桂枝甘草龙骨牡蛎汤（《伤寒论》）：桂枝 炙甘草 龙骨 牡蛎

【200】桔梗杏仁煎（《景岳全书》）：桔梗 杏仁 甘草 银花 贝母 枳壳 红藤 连翘 夏枯草 百合 阿胶 麦冬

【201】桃花汤（《伤寒论》）：赤石脂 干姜 粳米

【202】桃仁红花煎（《素庵医案》）：丹参 赤芍 桃仁 红花 制香附 延胡索 青皮 当归 川芎 生地

【203】柴胡疏肝散（《景岳全书》）：柴胡 枳壳 芍药 甘草 香附 川芎

【204】柴胡截疟饮（《医宗金鉴》）：柴胡 黄芩 人参 甘草 半夏 常山 乌梅 槟榔 桃仁 生姜 大枣

【205】柴枳半夏汤（《医学入门》）：柴胡 黄芩 半夏 瓜蒌仁 枳壳 桔梗 杏仁 青皮 甘草

【206】柴胡桂枝干姜汤（《伤寒论》）：柴胡 桂枝 干姜 黄芩 瓜蒌根 牡蛎 炙甘草

【207】逍遥散（《太平惠民和剂局方》）：柴胡 白术 白芍药 当归 茯苓 炙甘草 薄荷 煨姜

【208】射干麻黄汤（《金匮要略》）：射干 麻黄 细辛 紫菀 款冬花 半夏 五味子 生姜 大枣

【209】凉营清气汤（《丁甘仁医案》）：犀角尖 鲜石斛 黑山栀 牡丹皮 鲜生地 薄荷叶 川雅连 京赤芍 京玄参 生石膏 生甘草 连翘壳 鲜竹叶 茅根 芦根 金汁

【210】益胃汤（《温病条辨》）：沙参 麦冬 生地黄 玉竹 冰糖

【211】益气聪明汤（《证治准绳》）：黄芪 人参 升麻 葛根 蔓荆子 芍药 黄柏 炙甘草

【212】消渴方（《丹溪心法》）：黄连末 天花粉末 生地汁 藕汁 人乳汁

姜汁 蜂蜜

【213】海藻玉壶汤（《医宗金鉴》）：海藻 昆布 海带 半夏 陈皮 青皮 连翘 象贝 当归 川芎 独活 甘草

【214】涤痰汤（《济生方》）：制半夏 制南星 陈皮 枳实 茯苓 人参 石菖蒲 竹茹 甘草 生姜 大枣

【215】润肠丸（《沈氏尊生方》）：当归 生地 麻仁 桃仁 枳壳

【216】调营饮（《证治准绳》）：莪术 川芎 当归 延胡 赤芍 瞿麦 大黄 槟榔 陈皮 大腹皮 葶苈 赤茯苓 桑白皮 细辛 官桂 炙甘草 生姜 大枣 白芷

【217】通幽汤（《兰室秘藏》）：生地黄 熟地黄 桃仁泥 红花 当归 炙甘草 升麻

【218】通瘀煎（《景岳全书》）：当归尾 山楂 香附 红花 乌药 青皮 木香 泽泻

【219】通窍活血汤（《医林改错》）：赤芍药 川芎 桃仁 红花 麝香 老葱 鲜姜 大枣 黄酒

【220】桑杏汤（《温病条辨》）：桑叶 杏仁 沙参 浙贝 豆豉 山栀 梨皮

【221】桑菊饮（《温病条辨》）：桑叶 菊花 连翘 薄荷 桔梗 杏仁 芦根 甘草

【222】桑白皮汤（《景岳全书》）：桑白皮 半夏 苏子 杏仁 贝母 黄芩 黄连 山栀

十一画

【223】理中汤（丸）（《伤寒论》）：人参 白术 干姜 炙甘草

【224】控涎丹（《三因极一病证方论》）：甘遂 大戟 白芥子

【225】黄土汤（《金匮要略》）：灶心黄土 甘草 干地黄 白术 炮附子 阿胶 黄芩

【226】黄芪汤（《金匮翼》）：黄芪 陈皮 火麻仁 白蜜

【227】黄芪建中汤（《金匮要略》）：黄芪 白芍 桂枝 炙甘草 生姜 大枣 饴糖

【228】黄连阿胶汤（《伤寒论》）：黄连 阿胶 黄芩 鸡子黄 芍药

【229】黄连清心饮（《沈氏尊生书》）：黄连 生地黄 当归 甘草 酸枣仁 茯神 远志 人参 莲子肉

【230】黄连解毒汤（《外台秘要》）：黄连 黄柏 黄芩 大黄

【231】黄病绛矾丸（验方）：厚朴 茅术 陈皮 甘草 绛矾 大枣

【232】银翘散（《温病条辨》）：金银花 连翘 豆豉 牛蒡子 薄荷 荆芥 桔梗 甘草 竹叶 鲜芦根

【233】麻黄汤（《伤寒论》）：麻黄 桂枝 杏仁 炙甘草

【234】麻子仁丸（《伤寒论》）：麻子仁 芍药 炙枳实 大黄 炙厚朴 杏仁

【235】麻杏石甘汤（《伤寒论》）：麻黄 杏仁 石膏 炙甘草

【236】麻黄连翘赤小豆汤（《伤寒论》）：麻黄 杏仁 生梓白皮 连翘 赤小豆 甘草 生姜 大枣

【237】鹿茸丸（《沈氏尊生书》）：鹿茸 麦冬 熟地黄 黄芪 五味子 肉苁蓉 鸡内金 山茱萸 补骨脂 人参 牛膝 玄参 茯苓 地骨皮

【238】旋覆花汤（《金匮要略》）：旋覆花 新绛 葱

【239】羚羊角汤（《医醇剩义》）：羚羊角 龟板 生地 牡丹皮 白芍 柴胡 薄荷 蝉蜕 菊花 夏枯草 石决明

【240】羚角钩藤汤（《通俗伤寒论》）：羚羊角 桑叶 川贝 鲜生地 钩藤 菊花 白芍药 生甘草 鲜竹茹 茯神

【241】清肺饮（《证治汇补》）：茯苓 黄芩 桑白皮 麦冬 车前子 山栀 木通

【242】清骨散（《证治准绳》）：银柴胡 胡黄连 秦艽 鳖甲 地骨皮 青蒿 知母 甘草

【243】清营汤（《温病条辨》）：犀角 生地黄 玄参 竹叶心 麦冬 丹参 黄连 银花 连翘

【244】清瘴汤（验方）：青蒿 柴胡 茯苓 知母 陈皮 半夏 黄芩 黄连 枳实 常山 竹茹 益元散

【245】清金化痰汤（《统旨方》）：黄芩 山栀 桔梗 麦冬 桑白皮 知母 贝母 瓜蒌仁 橘红 茯苓 甘草 麦冬

【246】清咽栀豉汤（《疫喉浅论》）：生山栀 香豆豉 香银花 苏薄荷 牛蒡子 粉甘草 蝉蜕 白僵蚕 乌犀角 连翘壳 苦桔梗 马勃 芦根 灯心草 竹叶

【247】清咽养营汤（《疫喉浅论》）：洋参 大生地 抱木茯神 大麦冬 大白芍 嘉定花粉 天冬 拣玄参 肥知母 炙甘草

【248】清解透表汤（验方）：西河柳 蝉蜕 葛根 升麻 紫草根 桑叶 菊花 甘草 牛蒡子 银花 连翘

【249】清燥救肺汤（《医门法律》）：桑叶 石膏 杏仁 甘草 麦冬 人参 阿胶 炒胡麻仁 炙枇杷叶

十二画

【250】越鞠丸（《丹溪心法》）：苍术 香附 川芎 神曲 栀子

【251】越婢加术汤（《金匮要略》）：麻黄 石膏 甘草 大枣 白术 生姜

【252】越婢加半夏汤（《金匮要略》）：麻黄 石膏 生姜 大枣 甘草 半夏

【253】葛根汤（《伤寒论》）：葛根 麻黄 桂枝 生姜 甘草 芍药 大枣

【254】葛根芩连汤（《伤寒论》）：葛根 黄芩 黄连 炙甘草

【255】葱白七味饮（《外台秘要》）葱白 葛根 豆豉 生姜 麦冬 干地黄 劳水

【256】程氏萆薢分清饮（《医学心悟》）：萆薢 车前子 茯苓 莲子心 石菖蒲 黄柏 丹参 白术

【257】痛泻要方（《景岳全书》）：白术 白芍 防风 炒陈皮

【258】温胆汤（《三因极一病证方论》）：半夏 橘皮 甘草 枳实 竹茹 生姜 大枣 茯苓

【259】温脾汤（《备急千金要方》）：大黄 人参 甘草 干姜 附子

【260】滋水清肝饮（《医宗己任篇》）：生地黄 山茱萸 茯苓 归身 山药 丹皮 泽泻 白芍 柴胡 山栀 酸枣仁

【261】犀角散（《备急千金要方》）：犀角 黄连 升麻 山栀 茵陈

【262】犀角地黄汤（《备急千金要方》）：犀角 生地黄 丹皮 芍药

【263】疏凿饮子（《世医得效方》）：商陆 泽泻 赤小豆 椒目 木通 茯苓皮 大腹皮 槟榔 生姜 羌活 秦艽

十三画

【264】槐角丸（《丹溪心法》）：槐角 地榆 黄芩 当归 炒枳壳 防风

【265】解语丹（《医学心悟》）：白附子 石菖蒲 远志 天麻 全蝎 羌活 南星 木香 甘草

【266】新加香薷饮（《医学心悟》）：白附子 石菖蒲 远志 天麻 全蝎 羌活 南星 木香 甘草

十四画

【267】截疟七宝饮（《杨氏家藏方》）：常山 草果 厚朴 槟榔 青皮 陈皮 炙甘草

【268】膈下逐瘀汤（《医林改错》）：五灵脂 当归 川芎 桃仁 丹皮 赤芍药 乌药 延胡索 甘草 香附 红花 枳壳

【269】膏淋汤（《医学衷中参西录》）：山药 芡实 龙骨 牡蛎 生地黄 党参 白芍

十五画以上

【270】增液承气汤（《温病条辨》）：大黄 芒硝 玄参 麦冬 生地黄

【271】镇肝息风汤（《医学衷中参西录》）：淮牛膝 龙骨 生白芍 天冬 生麦芽 代赭石 牡蛎 玄参 川楝子 茵陈 甘草 龟板

【272】薏苡仁汤（《类证治裁》）：薏苡仁 川芎 当归 麻黄 桂枝 羌活

独活 防风 川乌 苍术 甘草 生姜

【273】赞育丹（《景岳全书》）：熟地黄 当归 杜仲 巴戟肉 肉苁蓉 淫羊藿 蛇床子 肉桂 白术 枸杞子 仙茅 山茱萸 韭菜子 附子 或加人参 鹿茸

【274】燃照汤（《随息居重订霍乱论》）：滑石 豆豉 焦山栀 酒黄芩 省头草 制厚朴 制半夏 白蔻仁

【275】黛蛤散（验方）：青黛 海蛤壳

【276】藿朴夏苓汤（《医原》）：藿香 厚朴 半夏 赤苓 杏仁 白蔻仁 生薏苡仁 猪苓 泽泻 淡豆豉

【277】藿香正气散（《太平惠民和剂局方》）：藿香 紫苏 白芷 桔梗 白术 厚朴 半夏曲 大腹皮 茯苓 橘皮 甘草 大枣

【278】藻药散（《证治准绳》）：海藻 黄药子

【279】鳖甲煎丸（《金匮要略》）：鳖甲 乌扇 黄芩 柴胡 鼠妇 干姜 大黄 芍药 桂枝 葶苈 石韦 厚朴 丹皮 瞿麦 紫葳 半夏 人参 䗪虫 阿胶 蜂房 赤硝 蜣螂 桃仁

附录二　方歌索引

附录

171

附录

177

178

附录

179

附录

附录三　临床常用中药参考

类别	药名	功效	参考剂量/克
发散风寒药	麻黄	发汗解表，宣肺平喘，利水消肿	3~10
	桂枝	发汗解肌，温经通阳	3~10
	紫苏	发汗解表，行气宽中，解毒	3~10
	荆芥	祛风解表，透疹，止血	3~10
	防风	祛风解表，胜湿解痉	3~10
	细辛	散寒，祛风止痛，温肺化饮	2~5
	羌活	祛风解表，胜湿止痛	3~10
	白芷	祛风解表，消肿排脓，止痛	3~10
	藁本	祛风散寒，胜湿止痛	2~10
	香薷	发汗解表，化湿，利水	3~10
	生姜	发汗解表，温中止呕，暖肺	3~10
	葱白	发汗解表，通阳散寒	3~10
	辛夷	散风寒，通鼻窍	3~10
	芫荽	发表透疹	3~6
发散风热药	薄荷	散风热，清利咽喉，透疹	2~10
	牛蒡子	散风热，祛痰止咳，解毒	3~10
	桑叶	疏散风热，清肝明目	5~10
	菊花	疏风，平肝明目，清热	10~20
	葛根	解表透疹，生津止泻	5~20
	升麻	发表热，解毒，升阳气	3~6
	柴胡	解表热，疏肝解郁，升阳气	3~10
	豆豉	解表除烦	10~15
	豆卷	透邪解表，清利湿热	9~15
	蝉蜕	散风热，利咽，退翳，定惊	3~10
	浮萍	解表透疹，发汗利水	6~9
	西河柳	发表透疹	6~9
	蔓荆子	疏散风热，清利头目	6~10

类别	药名	功效	参考剂量/克
清热泻火药	石膏	清热泻火，除烦止渴	15~60
	寒水石	清热泻火	10~15
	知母	清热泻火，滋阴润燥	3~10
	栀子	泻火除烦，凉血解毒	3~10
	芦根	清肺胃热，生津止渴	15~30
	天花粉	清热生津，消肿排脓	9~15
	淡竹叶	清心除烦，利尿渗湿	10~15
	夏枯草	清肝火，散郁结，降血压	9~15
	西瓜皮	清暑解热，利水除烦	9~15
	荷叶	解暑清热，升发阳气	9~15
	莲子心	清心解热	1.5~
	黄连	清热燥湿，泻火解毒	3~9
	黄芩	清热燥湿，泻火解毒	3~10
	黄柏	清热燥湿，泻火解毒	3~10
	胡黄连	清热燥湿，退骨蒸热	3~9
	龙胆草	清热燥湿，泻肝定惊	3~9
	秦皮	清热燥湿，清肝明目	3~12
	苦参	清热燥湿，祛风杀虫	3~10
	白鲜皮	清热燥湿，祛风除湿，止痒	3~9
清热解毒药	金银花	清热解毒（忍冬藤通经络）	10~60
	连翘	清热解毒，消肿散结	9~15
	蒲公英	清热解毒，消肿散痈	10~30
	紫花地丁	清热解毒，消肿散痈	10~16
	野菊花	清热解毒，可降血压	10~16
	大青叶	清热凉血，解毒消斑	15~60
	板蓝根	凉血解毒	15~30
	青黛	清热凉血，解毒消斑	2~3
	鱼腥草	清热解毒，消痈，化痰	15~30
	红藤	清热解毒，活血散瘀	15~30
	败酱草	清热解毒，消肿排脓，活瘀	6~15
	土茯苓	清热解毒，祛湿通络	15~60
	射干	清热解毒，利咽喉，消痰涎	6~9

185

类别	药名	功效	参考剂量/克
清热解毒药	山豆根	清热解毒, 利咽	6~9
	马勃	清热解毒, 利咽止血	3~6
	夏枯草	清热解毒, 凉血消肿	10~15
	土牛膝	泻火解毒	9~50
	白头翁	清热解毒, 凉血止痢	9~15
	马齿苋	清热解毒, 凉血止痢	30~60
	鸦胆子	止痢, 抗疟	3~10 (粒)
	绿豆衣	解热毒, 退目翳, 清热消暑	3~9
	蚤休	清热解毒, 抗癌消肿, 利尿	9~15
	白花蛇舌草	清热解毒, 抗癌消痈	15~60
清热凉血药	鲜生地	清热凉血, 养阴生津	12~60
	紫草	凉血解毒, 透疹活血	3~10
	犀角	清热定惊, 凉血解毒	1.5~6
	牛黄	清心开窍, 豁痰定惊, 清热	0.15~0.6
	牡丹皮	清热凉血, 活血散瘀	6~12
	赤芍	清热凉血, 活血散瘀	9~15
	玄参	清热滋阴, 泻火解毒	9~15
	白茅根	清热, 凉血止血, 利尿通淋	15~30
退虚热药	银柴胡	凉血, 退虚热	3~10
	地骨皮	清热凉血, 退虚蒸	9~15
	青蒿	清热解暑, 退虚蒸	3~9
	白薇	清热凉血, 退虚蒸	3~9
清肝明目药	青葙子	清泻肝火, 明目退翳	3~15
	决明子	清肝明目, 润肠通便	9~15
	千里光	清热解毒, 清肝明目	15~30
	谷精草	疏风清热, 明目退翳	6~15
	密蒙花	清肝明目, 退翳	6~10
	木贼草	疏风清热, 明目退翳	6~10
温化寒痰药	半夏	燥湿化痰, 降逆止呕, 消痞散结	3~10
	制南星	燥湿化痰, 祛风解痉	5~9
	白附子	祛风痰, 逐寒湿, 化痰涎	3~5
	皂荚	祛痰, 开窍	3~6
	苏子	消痰降气, 定喘滑肠	6~12
	白芥子	化痰利气, 散结消肿	3~9
	旋覆花	消痰平喘, 降逆下气	3~9
	白前	温肺化痰, 降气止呕	3~6

类别	药名	功效	参考剂量/克
清化热痰药	川贝母	清肺润肺，止咳化痰	3~9
	浙贝母	清肺宣肺，止咳化痰	6~9
	前胡	降气化痰，兼散风热	3~9
	瓜蒌	清热化痰，宽胸散结，润肠通便	12~30
	竹茹	清肺化痰，和胃止呕	6~9
	竹沥	清肺泻痰，宽胸利窍	30~60
	天竺黄	清热化痰，清心定惊	3~9
	胆南星	清热化痰，息风定惊	3~9
	猴枣	清化痰热，解痉定惊	0.3~1
	礞石	下气坠痰，镇肝止痉	9~15
	海蛤壳	清肺化痰，软坚散结	9~15
	海浮石	清肺化痰，软坚散结	9~15
	葶苈子	泻肺化痰，定喘行水	3~10
	昆布	消痰结，散瘿瘤，利水湿	9~15
	海藻	消痰结，散瘿瘤，利水湿	9~15
	胖大海	清开肺气，润肠通便	3~5（枚）
	木蝴蝶	清肺开音，疏肝理气	1~3
	冬瓜子	清肺化痰，排脓消痈	9~30
止咳平喘药	桔梗	宣肺祛痰，排脓利咽	3~9
	杏仁	止咳平喘，润肠通便	3~9
	马兜铃	清肺化痰，止咳平喘	3~9
	枇杷叶	清肺化痰止咳，降逆止呕	3~9
	款冬花	止咳化痰，肃肺下气	3~9
	紫菀	止咳化痰，辛散不燥	3~9
	百部	润肺止咳，灭虱杀虫	3~9
	桑白皮	泻肺平喘，行水消肿	9~18
芳香化湿药	藿香	芳香辟浊，解暑发表	3~10
	佩兰	芳香化湿，解暑发表	3~10
	苍术	燥湿健脾，祛风明目	3~10
	厚朴	燥湿散满，行气降逆	3~9
	砂仁	燥湿醒脾，行气宽中	2~9
	白豆蔻	化湿和胃，行气宽中	3~10
	草果	燥湿温中，除痰截疟	3~6

附录

187

中医临证要诀

类别	药名	功效	参考剂量/克
利水渗湿药	茯苓	利水渗湿，健脾，安神	6~18
	猪苓	利水渗湿	6~18
	泽泻	利水渗湿，泻热	3~12
	车前子	利尿通淋，清热明目	3~12
	木通	下乳通经，利水通淋	3~9
	茵陈	清热利湿，利胆退黄	3~6
	薏苡仁	利水渗湿，清肺，健脾除痹	9~30
	防己	利水消肿，祛风止痛	9~30
	冬瓜皮	利水消肿	6~12
	赤小豆	利水消肿，解毒排脓	9~30
	椒目	利水消肿	3~6
	玉米须	利水消肿，渗湿退黄	16~60
	地肤子	清利湿热，利尿止痒	6~15
	萹蓄	清热利水，通淋止痒	9~30
	瞿麦	清热利水，通淋降火	9~15
	金钱草	清热利尿，退黄	9~30
	灯心草	清心导赤，除烦	3~6
	海金沙	利水通淋	9~15
	石韦	利水通淋，凉血止血	9~15
	萆薢	利湿祛风	9~15
	滑石	利水渗湿，清热解暑	6~18
	泽漆	利水消肿，化痰散结	9~15
	半边莲	利水消肿，解毒	9~15
祛风湿药	独活	祛风胜湿，止痛	3~9
	豨莶草	祛风化湿，兼强筋骨	9~15
	苍耳子	祛风化湿，兼通鼻窍	3~9
	秦艽	祛风湿，除虚热	6~12
	蚕沙	祛风除湿，和胃化浊	3~10
	木瓜	舒筋活络，和胃化湿	6~12
	五加皮	祛风湿，强筋骨	9~15
	威灵仙	祛风除湿，通络止痛	3~12
	丝瓜络	祛风通络	3~12
	桑枝	祛风通络	9~15
	徐长卿	祛风止痛，解毒消肿	3~9
	乌梢蛇	祛风通络，定惊止抽	3~12

类别	药名	功效	参考剂量/克
消食药	莱菔子	消食化积，祛痰下气	9~15
	山楂	消食肉积，散瘀消结	10~30
	神曲	消食和胃	10~15
	鸡内金	消积，止遗尿，化结石	3~9
	麦芽	消食，开胃	15~30
	谷芽	消食，健胃	10~30
攻下逐水药	大黄	攻积导滞，泻火凉血	3~12
	芒硝	泻热，通便	10~15
	番泻叶	泻热导滞	3~6
	芦荟	泻热通便，杀虫	1~3
	牵牛子	泻水消肿，杀虫攻积	3~9
	甘遂	泻水逐饮，消肿散结	1~2
	大戟	泻水逐饮，消肿散结	0.6~3
	芫花	泻水逐饮，杀虫	0.6~3
润下药	火麻仁	润肠通便，滋养补虚	10~30
	郁李仁	润肠通便，利水退肿	3~12
	蜂蜜	滑肠润肺，补中，解毒	15~30
温里药	附子	温益脾肾，散寒回阳	3~16
	肉桂	温中补肾，散寒止痛	2~5
	干姜	温中回阳，温肺化痰	3~9
	高良姜	温中祛痰，止脘腹痛	3~9
	吴茱萸	温中止痛，降逆止呕	2~5
	荜澄茄	温中散寒，行气止痛	2~5
	丁香	温中降逆，温经止痛	2~5
	小茴香	行气止痛，调中和胃	3~9
平肝息风药	羚羊角	平肝息风，清热明目	1~3
	石决明	平肝潜阳，清热明目	15~30
	珍珠母	平肝潜阳，明目安神	10~60
	天麻	平肝息风，解痉通络	3~9
	钩藤	平肝息风，清热镇惊	10~15
	白蒺藜	平肝疏肝，祛风明目	3~9
	代赭石	平肝止血，重镇降逆	9~30
	地龙	清热息风，平喘利尿	6~15
	僵蚕	息风解痉，化痰散结	3~10
	全蝎	息风解痉，祛风止痛	2~5
	蜈蚣	祛风解痉，通络止痛	1~3

189

类别	药名	功效	参考剂量/克
重镇安神药	朱砂	镇心安神，清热解毒	0.3~1
	磁石	安神聪耳，纳气平喘	15~30
	龙骨	平肝潜阳，固涩安神	15~30
	牡蛎	平肝潜阳，收涩软坚	15~30
	琥珀	重镇安神，利水化瘀	1~3
养心安神药	酸枣仁	养心安神，益阴敛汗	9~18
	柏子仁	养心安神，润肠通便	9~18
	远志	宁心安神，祛痰开窍，消散痈肿	3~9
	夜交藤	养心安神，养血通络	6~30
	合欢皮	安神活血，解郁	9~15
开窍药	麝香	开窍通闭，活血，催产	0.1~0.2
	冰片	开窍通闭，清热止痛	0.1~0.2
	苏合香	开窍辟秽，醒神止痛	0.3~1
	石菖蒲	化痰开窍，化湿和中	3~9
理气药	橘皮	理气健脾，燥湿化痰	3~9
	青皮	疏肝破气，散结化滞	3~9
	枳实（壳）	下气消积，泻痰除痞	3~9
	木香	行气止痛	3~9
	乌药	顺气止痛，温肾散寒	3~12
	薤白	温中通阳，下气散结	9~15
	香附	疏肝解郁，理气止痛	9~15
	川楝子	理气止痛，杀虫	9~15
	大腹皮	行气宽中，利水消肿	3~9
	佛手	和中理气，醒脾止呕	3~9
	荔枝核	行气散寒，止疝气痛	6~12
	沉香	降气平喘，温中止痛	1~3
	柿蒂	降气止呃	3~9
活血化瘀药	丹参	活血祛瘀，凉血养血	3~15
	川芎	活血行气，祛风止痛	3~9
	桃仁	活血祛瘀，润肠，止咳	6~10
	红花	活血祛瘀	3~9
	泽兰	活血祛瘀	6~10
	益母草	活血祛瘀，利水退肿	9~30
	鸡血藤	补血行血，舒筋活络	9~30

类别	药名	功效	参考剂量/克
活血化瘀药	三棱	破血祛瘀，行气止痛	3~9
	莪术	破血祛瘀，消积止痛	3~9
	䗪虫	破血逐瘀，散结消症	3~9
	穿山甲	活血散瘀，消肿排脓	3~9
	皂角刺	消肿排脓	3~9
	乳香	活血止痛，生肌祛腐	3~9
	没药	活血止痛，生肌祛腐	3~9
	郁金	活血祛瘀，开郁利胆	3~9
	延胡索	活血祛瘀，行气止痛	3~9
	姜黄	活血化瘀，行气止痛	3~9
止血药	仙鹤草	收敛止血，解毒杀虫	9~30
	紫珠草	止血，解毒	9~15
	白及	收敛止血，消肿生肌	5~15
	地锦草	止血，止泻，清热解毒	9~30
	大蓟	凉血止血，散瘀消肿	9~15
	小蓟	凉血止血，利尿消肿	9~15
	侧柏叶	凉血止血	10~15
	槐花	凉血止血	9~15
	地榆	凉血止血，解毒止痢	10~15
	茜草	凉血止血，行血祛瘀	10~15
	蒲黄	收敛止血，活血祛瘀	5~10
	棕榈炭	收敛止血	5~15
	血余炭	止血消瘀	6~10
	藕节	收涩止血	10~30
	三七	祛瘀止血，活血止痛	3~9
补气药	人参	补元，益脾肾，生津安神	3~9
	党参	补中益气	9~15
	太子参	补气养阴	10~30
	黄芪	补气升阳，固表生肌，利水	9~15
	白术	补脾燥湿	3~12
	山药	补脾胃，益肺肾	9~30
	扁豆	健脾化湿，疗泄解暑	9~18
	大枣	健脾益胃，养营安神	10~30
	甘草	补中缓急，泻火解毒	2~9
	饴糖	补中缓痛，润肺止咳	30~60
	黄精	补脾润肺	9~30

附录

191

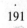

类别	药名	功效	参考剂量/克
补阳药	鹿茸	补肝肾，强筋骨，活血消肿	3~9
	淫羊藿	补肾壮阳，祛风除湿	9~15
	仙茅	温肾壮阳，祛寒除湿	3~9
	巴戟天	补肾阳，祛风湿，强筋骨	9~15
	补骨脂	补肾助阳	6~12
	胡桃	补肾肺，强腰膝，定喘，润肠	9~30
	肉苁蓉	补肾助阳，润肠通便	9~18
	益智仁	温肾缩尿，温脾止泻	3~9
	沙苑子	固肾益阳，养肝明目	9~15
	菟丝子	固肾助阳，养肝明目	9~15
	蛤蚧	补肺肾，定喘嗽	1~2
	冬虫夏草	滋肺补肾，止血化痰	6~15
	蛇床子	温肾壮阳，燥湿杀虫	6~15
	韭菜子	温肾壮阳	3~9
	续断	补肝肾，强筋骨，通血脉	9~15
	杜仲	补肝肾，强筋骨	9~15
	狗脊	补肝肾，强筋骨，祛风湿	9~15
养血药	熟地黄	补血，滋阴，生者凉血	9~30
	何首乌	补肝肾，乌发，润肠，解毒	9~30
	当归	补血活血	3~12
	白芍	补血敛阴，柔肝止痛	9~18
	阿胶	补血止血，滋阴润肺	6~15
	龙眼肉	补心安神，养血益脾	6~12
滋阴药	沙参	润肺养胃，养阴清热	9~30
	天门冬	润肺滋肾，养阴生津	6~24
	麦门冬	清心润肺，养胃生津	9~15
	石斛	滋阴养胃，清热生津	9~20
	玉竹	滋阴润肺，养胃生津	9~30
	百合	润肺清肺，宁心安神	9~30
	女贞子	补肺滋阴，养肝明目	9~30
	旱莲草	养阴益肾，凉血止血	15~30
	龟板	滋阴潜阳，益肾健骨	9~30
	鳖甲	滋阴潜阳，散结消痞	9~30
	枸杞子	补肾益精，养肝明目	6~15
	桑寄生	补肝肾，除风湿，强筋骨	9~18

类别	药名	功效	参考剂量/克
收涩药	山茱萸	补益肝肾，固涩止汗	6~30
	五味子	敛肺滋肾，敛汗止泻	3~9
	乌梅	敛肺涩肠，生津安蛔	3~9
	莲子	养心安神，益肾，健脾	9~18
	肉豆蔻	涩肠止泻，温中行气	3~9
	诃子	涩肠止泻，敛肺止咳	3~9
	赤石脂	涩肠止泻，生血生肌	6~24
	禹余粮	涩肠止泻，收敛止血	6~24
	五倍子	敛肺降火，止泻，止血	1~2
	罂粟壳	敛肺，涩肠，止痛	3~9
	石榴皮	止泻，杀虫	4~10
	芡实	益神健脾，止泻	9~15
	桑螵蛸	补肾缩尿	3~9
	覆盆子	益肾缩尿，补肝明目	9~15
	金樱子	缩尿，止泻	6~18
	乌贼骨	收敛止血，制酸	6~12
	浮小麦	专敛虚汗	9~30
	糯稻根	止虚汗，退虚热	30~60
	麻黄根	专止虚汗	3~9
	白果	敛肺定喘，缩小便	3~9
驱虫药	苦楝根皮	杀蛔虫，疗疥癣	9~30
	使君子	杀蛔蛲虫，消积治疳	6~12
	槟榔	杀虫消积，行气利水	9~30
	雷丸	杀诸虫	3~6
	鹤虱	杀蛔虫，止腹痛	3~9
外用药	雄黄	杀虫止痒	适量
	硫黄	解毒杀虫	适量
	硼砂	清热解毒，化痰消肿	适量
	白矾	燥湿消痰，杀虫止痒	适量
	炉甘石	收湿止痒，明目退翳	适量
	樟脑	开窍辟秽，止痛杀虫	适量

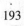

193

参考文献

[1] 陈修园. 医学实在易. 北京：人民卫生出版社，1959.

[2] 吴谦，等. 医宗金鉴. 北京：人民卫生出版社，1973.

[3] 郭选贤，史晓庆. 中医内科诀要. 郑州：河南科学技术出版社，1994.

[4] 郭选贤. 中医病证方诀要. 北京：中国中医药出版社，1998.

[5] 武明钦. 伤寒·温病·瘟疫证治会通诀要. 郑州：河南科学技术出版社，1984.

[6] 上海中医学院主编. 内科学. 上海：上海科学技术出版社，1980.

[7] 张伯臾. 中医内科学. 上海：上海科学技术出版社，1985.

[8] 王永炎. 中医内科学. 上海：上海科学技术出版社，1997.

[9] 周仲瑛. 中医内科学. 北京：中国中医药出版社，2003.

[10] 田德禄，蔡淦. 中医内科学. 上海：上海科学技术出版社，2006.

[11] 河南中医学院. 新编中药学. 郑州：河南人民出版社，1976.

[12] 广东中医学院. 方剂学. 上海：上海人民出版社，1974.

[13] 许济群. 方剂学. 上海：上海科学技术出版社，1985.

[14] 熊曼琪. 伤寒学. 北京：中国中医药出版社，2003.

[15] 林培政. 温病学. 北京：中国中医药出版社，2003.

[16] 杨建宇，乔德荣，郭选贤，等. 温病学表解. 郑州：中原农民出版社，1994.

[17] 郭选贤. 温病学. 北京：中华工商联合出版社，1999.

[18] 梁华龙，牛宝生，郭选贤，等. 中医辨证学. 北京：人民军医出版社，2009.

194